내 몸이 예뻐지는
반신욕 다이어트

OFURO DIET
by CHERRY HOUSE
Copyright ⓒ 2004 CHERRY HOUSE
All rights reserved.
Originally published in Japan by THE RANTUYARSE COMPANY, INC.,Tokyo
Korean translation rights arranced with THE RANTUYARSE COMPANY, INC., Japan
through THE SAKAI AGENCY and TONY INTERNATIONAL.

이 책의 한국어판 저작권은 토니 인터내셔널을 통한 THE SAKAI AGENCY와의 독점계약으로 '도서출판 이아소'에 있습니다. 저작권법에 의해 한국 내에서 보호를 받는 저작물이므로 무단전재와 무단복제를 금합니다.

옮긴이 박수현
한국외국어대학교에서 일본어와 프랑스어를 전공했고 동 대학원 일어일문과에서 석사과정을 밟았다.
현재 전문 번역가로 활동하고 있다.

내 몸이 예뻐지는 반신욕 다이어트

초판 1쇄 인쇄 _ 2009년 12월 17일
초판 1쇄 발행 _ 2009년 12월 21일

엮은이 _ 체리하우스
감수자 _ 우에다 미치히코
옮긴이 _ 박수현
펴낸이 _ 명혜정
펴낸곳 _ 도서출판 이아소

본문 일러스트 _ 그림천사
디자인 _ 고희선

등록번호 _ 제311-2004-00014호
등록일자 _ 2004년 4월 22일
주소 _ 121-840 서울시 마포구 서교동 408-9번지 302호
전화 _ (02)337-0446 팩스 _ (02)337-0402

책값은 뒤표지에 있습니다.
ISBN 978-89-92131-21-6 13510

도서출판 이아소는 독자 여러분의 의견을 소중하게 생각합니다.
E-mail _ m3520446@kornet.net

내 몸이 예뻐지는
반신욕 다이어트

체리하우스 엮음 · 우에다 미치히코 감수
박수현 옮김

이아소

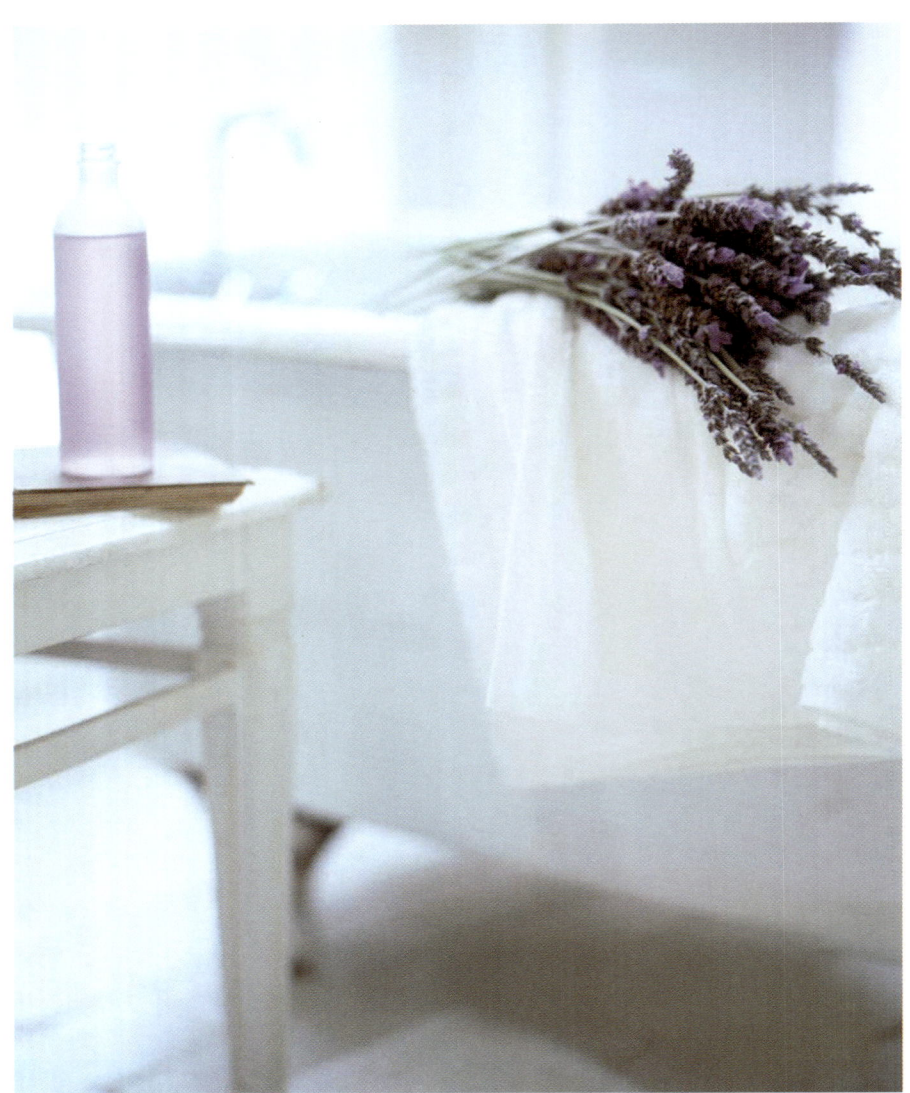

다이어트에 수없이 도전했지만, 대부분 실패로 끝나기 일쑤다.
그런 내 자신이 밉고 화가 난다.
자, 이제부터는 그런 내 자신을 탓하지 말자.
그건 내 의지가 약해서가 아니라, 지금까지의 다이어트 방법들이
도저히 지키기 어려운 '식사 제한'과 '격한 운동' 등으로 이루어졌기 때문이다.

반신욕 다이어트라면 더 이상 이런 고민을 할 필요가 없다.
힘들이지 않고도 자연스럽게 지방을 연소시켜
누구나 쉽게 아름다운 몸매를 만들 수 있다. 뿐만 아니라
몸 안의 냉기를 제거해 우리 몸을 건강하게 만들어준다.

추천의 글 ● 장재영 (거북이 한의원 원장)

"아름다운 몸을 갖고 싶다."

최근 '몸짱'이 화두가 되면서, 여성은 물론 남성까지도 몸매 관리를 위해 다이어트를 시도합니다. "글쎄, 이 제품만 먹으면 운동과 식이요법 없이도 10kg는 금세 빠집니다."라는 말에 솔깃해, 큰맘 먹고 구입하기도 하고 새로운 다이어트법이 유행할 때마다 차례로 실천하기도 합니다.

하지만 우리를 유혹하는 이러한 다이어트 방법들은 대부분 우리 몸의 균형을 깨트리는 경우가 많습니다. 빠른 시일 내에 살을 빼야 한다는 강박관념 때문에 다이어트의 부작용은 더 심해집니다.

다이어트가 일시적으로 성공했지만 금세 도로 살이 쪄버리는 요요현상이 나타나기도 하고, 모든 일에 무기력해집니다. 영양소의 결핍으로 생리불순이 되고 심한 경우 불임이 되기도 합니다. 간편하다고 약물에 너무 의존하면 간과 신장에 큰 손상을 받습니다. 또 운동도 내 몸에 맞지 않거나 지나치면 근육과 뼈에 무리가 가서 오히려 역효과를 낳을 수 있습니다.

우리 몸은 너무 빨리 달리면 오래 쉬어줘야 합니다. 다이어트도 마찬가지입니다. 무리하면 그만큼 다른 데서 손실을 감당해야 합니다. 한의사인 내가 반신욕 다이어트를 추천하는 이유는 바로 여기에 있습니다. 우리 몸의 자연스러운 리듬과 가장 잘 맞는 다이어트 방법이기 때문입니다.

반신욕 다이어트에는 여러 가지 장점이 있습니다. 우선 우리 몸에 활력을 북돋아줍니다. 반신욕은 뜨거운 물에 온몸을 담그는 전신욕과 달리 체온보다 약간 따뜻한 물에 하반신, 정확히는 명치의 아랫부분을 담그는 것입니다(20~30분 정도).

반신욕은 전신욕과 달리 물의 압력이 심장에 직접 작용하지 않아서 좋습니다. 무엇보다 기와 혈액의 흐름을 촉진합니다. 하체의 따뜻한 기운이 몸 위로 올라가면서 자연히 기혈의 흐름이 원활해지는 것입니다.

다음으로 반신욕 다이어트는 물속에서 하는 운동이라 뼈와 근육에 부담이 가지 않습니다. 또 물의 저항을 이용하면 가벼운 운동만으로도 뛰어난 운동효과를 볼 수 있습니다. 이 책에 소개된 동작들은 쉽고 간단해서 누구나 할 수 있습니다. 얼핏 보면 놀이처럼 생각될 만큼 부담스럽지 않고 재미가 있습니다.

다이어트는 '이상'하게 뚱뚱해진 몸을 '정상'으로 되돌리는 것입니다. 살을 빼겠다고 억지 방법을 쓰기보다는 정상적인 생활을 유지해야 가장 효과적입니다. 하지만 우리는 바쁘고 귀찮다는 핑계로 약이나 병원 등 아주 특별한 방법에 의존하곤 합니다. 사실 생활 습관이 나쁘면 그런 방법도 무용지물이 됩니다(사실 한의사로서 가장 곤란한 것은 고객들의 생활습관을 바로잡아주는 것입니다).

반신욕 다이어트는 시간과 돈을 들이지 않고도 생활 속에서 자연스럽게 할 수 있습니다. 그래서 더 꾸준하고 즐겁게 해볼 수 있는 방법이 아닌가 싶습니다. 이 방법은 여성들이 즐겨하는 목욕, 그것도 우리 몸에 특별히 좋은 반신욕과 결합되어 있어서, 자꾸 하다 보면 몸과 마음이 행복해질 것입니다. 이 책으로 많은 분들이 자연스러운 다이어트를 경험하길 바랍니다.

장재영 원광대학교 한의학과를 졸업했다. 서울 거북이한의원 부원장을 거쳐 현재 안양에서 거북이한의원(청소년·여성 전문클리닉) 원장을 맡고 있다. 한국 경락·경혈학회 정회원이며 원광대학교 한의과 대학원에서 박사과정을 밟고 있다.

여는 글
내 몸이 자꾸 예뻐지는 비결

백화점이나 쇼핑매장에 가서 옷을 고르려면 혹시 짜증부터 나지 않는가? 이것저것 둘러보다 겨우 맘에 드는 옷을 콕 집으면 하필 내 몸에 맞는 사이즈가 없다고 한다. "넌 통통해도 괜찮아."를 연발하던 그 사람조차 길 가다가 마주친 늘씬한 여성에게 시선이 멈추는 걸 본 순간, 마음이 착잡해진다. "예전에는 안 그랬는데…."라며 들으라는 듯이 빈정대는 그가 얄밉기도 하고, 작년에 입던 바지가 들어가지 않을 때는 내 자신이 한없이 미워지기까지 한다.

여성들이 다이어트를 시작하는 것도 대부분 비슷한 이유다. 그래서 몇 번이나 다이어트에 도전했지만, 대부분 실패로 끝나기 일쑤다. 그런 내 자신이 밉고 화가 난다.

자, 이제부터는 그런 내 자신을 탓하지 말자. 그건 자신의 의지가 약해서가 아니다. 지금까지 해온 다이어트 방법들이 도저히 지키기 어려운 '식사 제한'과 '격한 운동' 등으로 이루어졌기 때문이다.

그러나 반신욕(半身浴)이라면 더 이상 그런 고민을 할 필요가 없다. 힘들이지 않고도 자연스럽게 지방을 연소시켜 누구나 쉽게 아름다운 몸매를 만들 수 있다. 또 물의 저항을 이용하면 가벼운 운동만으로도 생각보다 훨씬 뛰어난 운동효과를 볼 수 있다. 반신욕은 온열효과와 정수압 효과, 부력효과가 좋아서 다이어트에 아주 탁월하다. 뿐만 아니라 몸 안의 냉기를 제거해 우리 몸을 건강하게 만들어준다. 생리통, 요통, 어깨결림, 냉증, 감기, 스트레스, 불면증까지 예방하고 치유해주기도 한다. 몸 안의 노폐물을 걸러내 칙칙하던 피부를 맑고 깨끗하게 바꿔주는 것은 물론이다.

  매일 기분 좋은 습관으로 이 책에 나오는 반신욕 다이어트 방법들을 하나씩 즐기면서 따라해보자. 어느새 자신의 몸매가 예뻐져 있는 걸 느끼게 될 것이다.

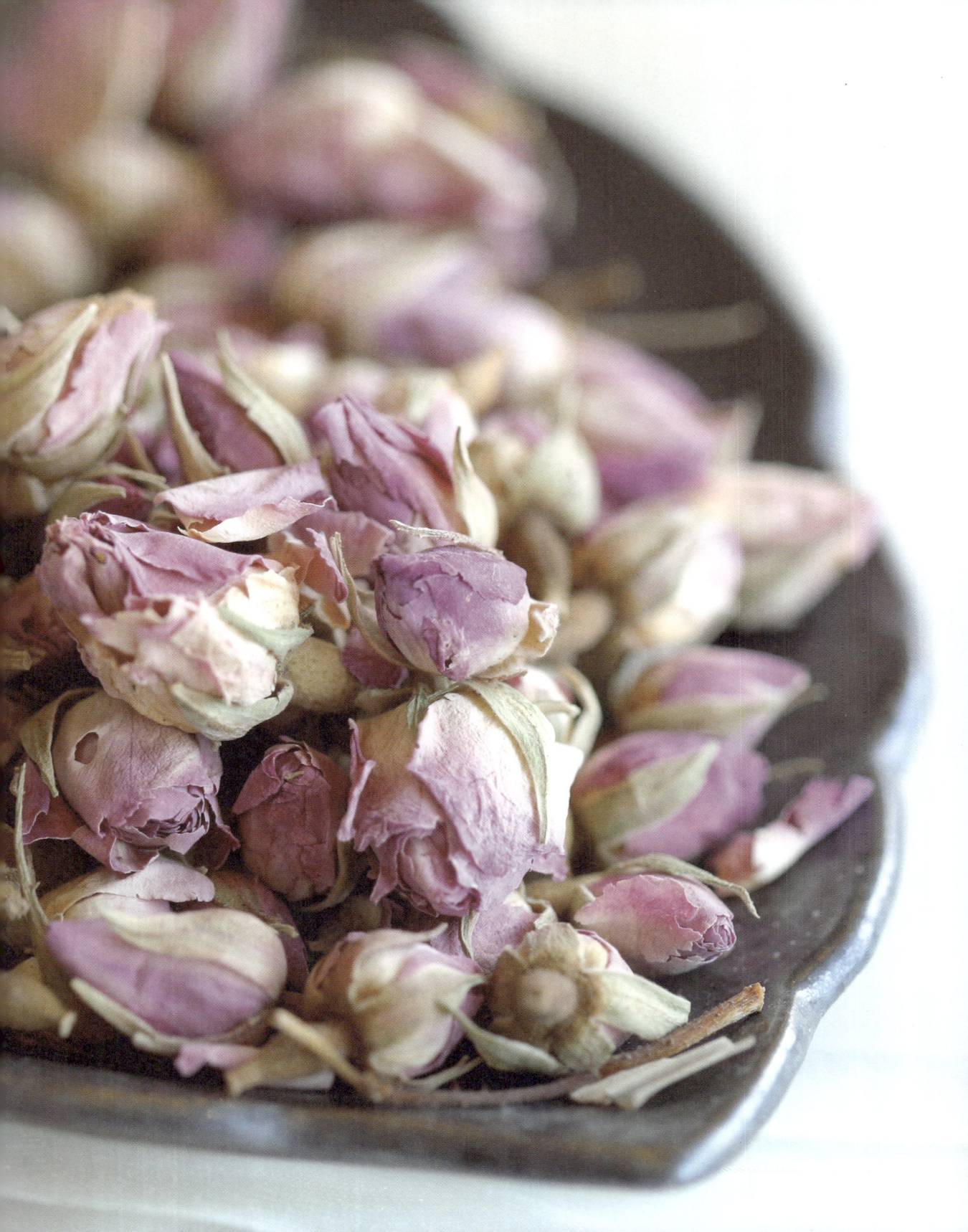

차례

1 이것만 알면 반신욕이 즐거워진다

욕실은 나만의 피트니스센터다! • 16
뱃살을 쏙쏙 빼주는 욕탕의 온도는? • 19
반신욕의 준비운동은 '물 뒤집어쓰기' • 20
'부드러운 물'이 다이어트에 좋다 • 22

2 내 맘대로 골라 빼자! 목욕 다이어트법 BEST 7

피로를 풀어주는 반신욕 다이어트 • 30
얄미운 살들을 단번에 빼는 고온 반복욕 다이어트 • 34
냉한 체질을 바꿔주는 온냉 교대욕 다이어트 • 40
집에서 스파를 즐기는 월풀욕 다이어트 • 42
몸과 마음이 편안해지는 온천욕 다이어트 • 43
통통한 다리가 매끈해지는 족욕 다이어트 • 44
스트레스를 날려주는 아로마욕 다이어트 • 46

날씬한 몸을 만드는 반신욕 다이어트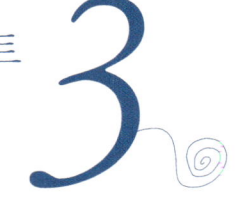

뱃살을 쏙쏙 빼준다 • 56
배가 쏙 들어가는 트레이닝 1, 2 | 온몸의 군살들을 동시에 빼주는 수건 스트레칭

다리를 늘씬하게 한다 • 59
허벅지 살을 빼주는 트레이닝 | 발목이 가늘어지는 트레이닝

엉덩이를 탄력 있게 올려준다 • 62
엉덩이를 올려주는 스트레칭 | 골반을 바로잡는 스트레칭

팔뚝을 가늘게 한다 • 65
매끈한 팔을 만드는 트레이닝 | 어깨선이 아름다워지는 물 퍼내기 트레이닝

가슴을 볼륨 있게 하는 세숫대야 스트레칭 • 68
가슴을 모아주는 트레이닝 | 가슴에 탄력을 주는 세숫대야 스트레칭

자세를 바로잡아 등살을 뺀다 • 70
등살을 빼주는 스트레칭 | 허리가 좋아지는 스트레칭

허리가 잘록해지는 샴푸 스트레칭 • 72
허리 라인을 살려주는 샴푸 스트레칭 | 어깨선이 예뻐지는 수건 스트레칭

몸 안에 독소를 없애주는 거품 마사지 • 74
하반신이 날씬해지는 림프 마사지 | 상반신이 예뻐지는 림프 마사지

반신욕 후에 하는 수건 스트레칭 • 78
입욕 후의 수건 스트레칭 1, 2, 3

편안한 잠을 부르는 침대 스트레칭 • 80
다리 흔들흔들 체조 | 침대에서 할 수 있는 간단한 스트레칭

4 내 몸이 건강해지는 반신욕 다이어트

상황별로 즐기는 5가지 목욕법 • 88
반신욕 | 전신욕 | 족욕 | 수욕 | 안욕

어깨 결림을 시원하게 풀어준다 • 96

허리 통증을 잠재운다 • 101

맑고 투명한 피부를 만든다 • 105

목욕 후에는 림프 마사지를 즐겨라 • 109

반신욕 다이어트를 할 때 꼭 알아야 할 것들 • 111

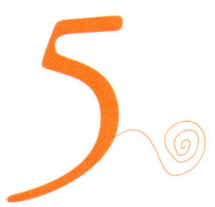

5 반신욕 다이어트와 함께하면 좋은 식사와 운동

밥상만 잘 차리면 다이어트 효과도 두 배! • 118

칼로리를 줄이는 요리 비법 • 123

BMI지수로 비만도를 체크하라 • 130

살찌지 않는 몸을 만드는 운동 • 132

'~하면서 운동'을 습관처럼 즐겨라 • 138

걷기는 이상적인 유산소운동이다 • 140

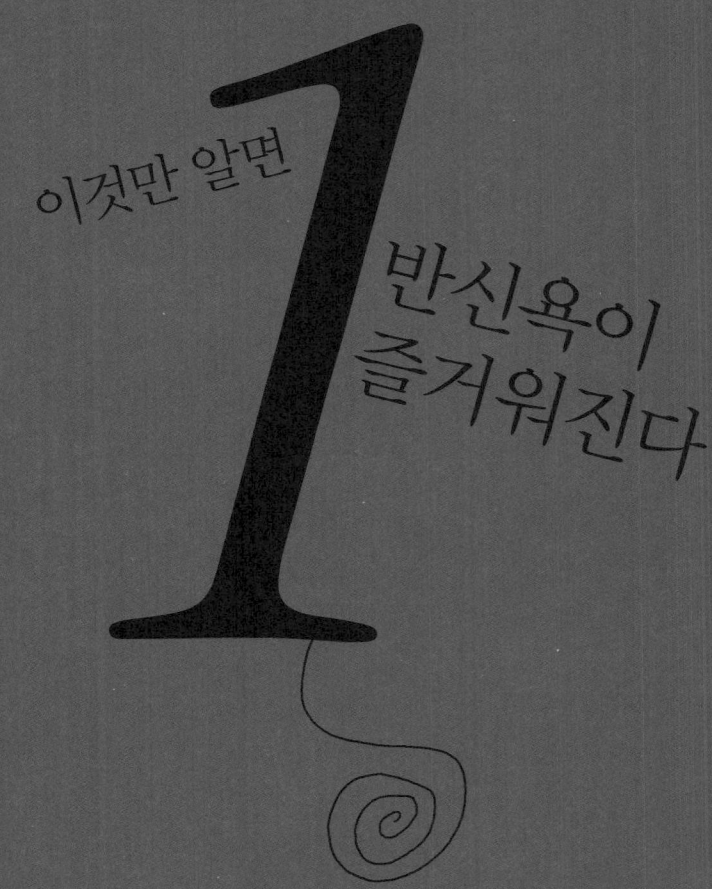

이것만 알면 **1** 반신욕이 즐거워진다

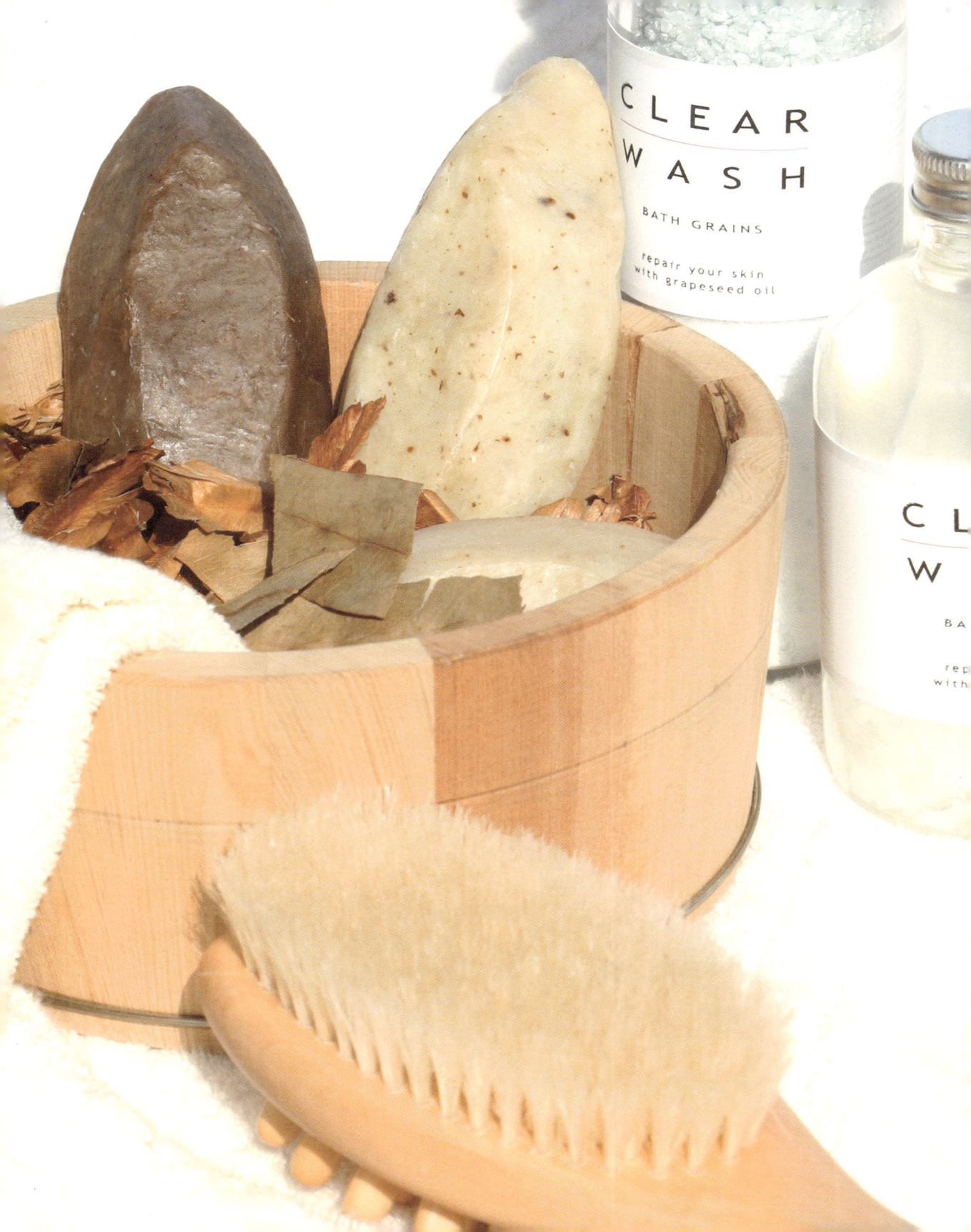

욕실은 나만의 피트니스센터다!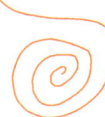

욕실은 다이어트를 하기 위한 완벽한 조건이 갖춰진 공간이다. 반신욕에는 몸을 따뜻하게 해주는 온열효과를 비롯해 정수압 효과, 부력효과 등 다이어트에 필요한 여러 가지 작용이 있다.

반신욕은 혈액순환을 높여주기 때문에 다이어트는 물론 피로와 어깨, 목 등의 결림을 해소하는 데에도 효과가 있다. 38~40도 정도의 물에 몸을 담그면 기분이 좋아져 마음까지도 편안하게 릴랙스(relax, 긴장완화)되므로 하루 종일 쌓인 스트레스까지 말끔히 풀리게 된다. 다이어트를 하면서 이런 효과를 경험하는 것이 바로 반신욕 다이어트만의 매력이라고 할 수 있다.

하루의 피로를 말끔히 풀어준다

'온열효과'란 물의 온도가 몸에 끼치는 영향을 말한다. 따뜻한 물에 몸을 담그기만 했는데 자기도 모르는 새에 피로가 풀리거나 어깨 또는 목의 결림이 없어졌던 경험이 다들 있을 것이다. 이는 목욕의 온열효과에 의해 온몸의 혈액순환이 좋아져서 피로와 결림의 원인인 피로물질이 없어졌기 때문이다.

따뜻한 목욕물은 지방의 대사활동을 떨어뜨린다. "반신욕이 다이어트에 효과적이다."라고 하는 것도 바로 이러한 온열효과 덕분이다.

미지근한 물(38~40도)의 경우	
혈압	천천히 오른다
위장의 움직임	활발해진다
신진대사	느긋하게 오른다
정신상태	긴장을 푼다

뜨거운 물(42도 이상)의 경우	
혈압	급격히 상승한다
위장의 움직임	억제된다
신진대사	활발해진다
정신상태	긴장한다

상쾌한 아침에는 뜨거운 물로, 밤에는 미지근한 물로!

온열효과는 목욕 온도에 따라 다르게 나타난다. 42도 이상의 뜨거운 물은 교감신경을 자극해 몸을 활동적으로 만들고, 38~40도의 미지근한 물은 부교감신경을 자극해 몸을 편안하게 한다. 그러므로 상쾌한 아침에는 뜨거운 물, 잠들기 전에는 미지근한 물에 들어가는 것이 좋다.

다이어트에 효과적인 '고온 반복욕(p34)'을 할 경우는 뜨거운 물을 이용하는 편이 효과적이지만, 반신욕으로 차분히 땀을 흘린다든가 욕조에서 스트레칭을 하는 경우에는 미지근한 물이 적당하다.

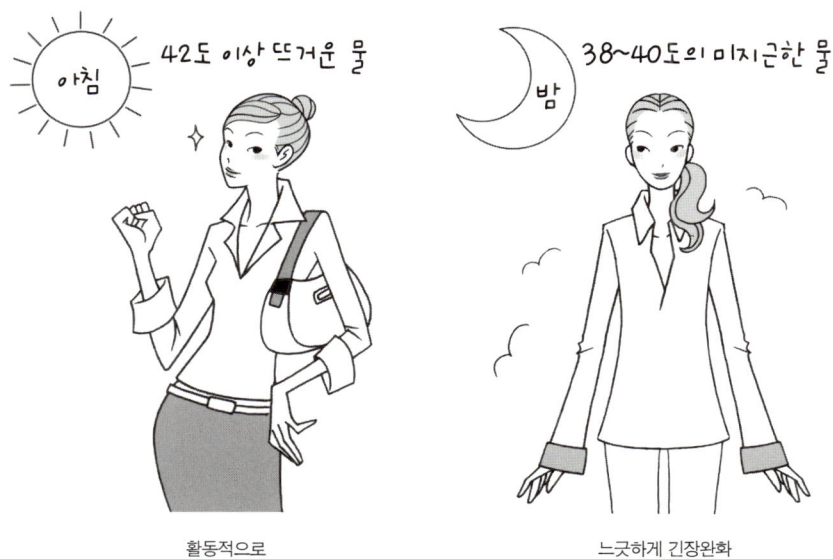

▲ 생활 리듬에 따라 목욕 온도도 달라진다

통통하던 다리가 1.5cm나 줄어든다?

욕탕에 들어가 있을 때 수압이 몸에 주는 영향을 '정수압효과' 라고 한다. 욕탕에 어깨까지 담그면 가슴이 1~2센티미터, 배가 3~5센티미터, 다리가 1.5센티미터 이상 가늘어진다.

물론 목욕을 마치고 나면 원래 상태로 돌아가지만, 수압이 혈관과 림프관을 압박해서 혈액과 림프액의 흐름이 굉장히 좋아진다.

혈액의 흐름이 좋아지면 몸은 한층 더 따뜻해져서 내장의 기능을 활발하게 해준다. 그러면 신진대사가 촉진되어 지방을 연소시킨다. 이외에도 몸이 붓는 증상인 부종을 해소하는 데도 좋다.

물의 저항으로 '군살' 들을 집중 공략하자!

욕탕 속에서는 '물의 저항' 이 생긴다. 물 속에서 손발을 움직이면 물의 저항 때문에 평소 사용하지 않던 근육을 자극해서 생각지도 않은 운동효과를 볼 수 있다. 수영, 수중 에어로빅, 수중 산책 등 물 속에서 하는 운동이 다이어트에 효과적인 것은 물의 저항을 잘 이용하기 때문이다. 여러분도 욕탕에서 물의 저항을 이용한 트레이닝을 해보기 바란다.

체중이 9분의 1로 가벼워진다?

목욕을 하면 몸이 붕 떠 있는 듯한 기분이 드는 것은 '부력' 때문이다. 물 속에 온몸을 담그면 체중은 9분의 1 정도로 가벼워진다. 욕탕에서 하는 운동이 관절에 부담을 주지 않는 것도 이 부력 때문이다.

게다가 온열효과로 인해 근육이 부드럽게 풀려 있어서 몸을 움직여도 무리가 없다. 이런 이유로 욕탕에서의 가벼운 트레이닝을 적극 권한다.

뱃살을 쏙쏙 빼주는 욕탕의 온도는?

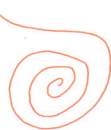

반신욕 다이어트에서는 무엇보다도 목욕물의 온도에 주의해야 한다! 물 속에서 다이어트 효과를 높이고 싶다면 약간 미지근한 38~40도가 최적이다.

"왜 미지근한 물이 좋을까?" 하고 의아해하는 사람도 있을 것이다. 물이 너무 뜨거우면 오랫동안 탕 속에 들어가 있을 수 없으므로 비록 살갗이 뜨거워져도 몸 속까지 따뜻해지지는 않는다. 미지근한 물에서는 오랜 시간에 걸쳐 몸 속까지 서서히 덥힐 수 있다.

게다가 단시간의 입욕으로는 땀을 흠뻑 흘리지 못하므로 지방 연소율도 떨어진다. 반면에 38~40의 미지근한 물에서는 욕탕 안에 오래 머무를 수 있으므로 지방을 충분히 태울 수 있다. 몸도 중심부터 따뜻하게 덥혀지므로 목욕 후에 한기가 들지 않는다. 특히 손발이 찬 사람에게 아주 효과적이다.

38~40도의 미지근한 물에서 20분 이상

반신욕 다이어트는 38~40도의 미지근한 물에서 명치(가슴뼈 아래 한가운데 오목하게 들어간 곳) 아래 부분을 최저 20분간은 담그고 있어야 만족할 만한 효과를 볼 수 있다. 20분 정도 물에 들어가 있기 힘든 사람은 10분씩 나누어서 실시해도 된다.

목욕시간이 길수록 지방을 연소하는 효과가 높아진다는 사실만은 잊지 말자. 단, 42도 정도의 뜨거운 물인 경우는 몸에 부담이 크기 때문에 10분 이내에서 마쳐야 한다.

반신욕의 준비운동은 '물 뒤집어쓰기'

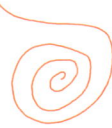

운동 전에 반드시 준비운동을 하는 것처럼 반신욕 다이어트에도 준비운동이 필요하다. 그렇다고 거창하게 체조나 스트레칭을 해야 하는 것은 아니다. '물 끼얹기'와 '물 뒤집어쓰기'를 하고 나서 탕 속에 들어가는 것, 이것이 반신욕 다이어트의 준비운동이다.

'물 끼얹기'와 '물 뒤집어쓰기'를 하면 단번에 혈압이 올라가는 것을 막아줄 뿐만 아니라 탕 속에 오래 있을 때 생기는 현기증 등을 예방해준다. 특히 다이어트를 목적으로 하는 반신욕은 몸에 약간 부담이 가게 된다. 그러므로 '물 끼얹기'와 '물 뒤집어쓰기'를 해서 몸을 적응시킨 후 탕에 들어가는 것이 중요하다.

'물 끼얹기'와 '물 뒤집어쓰기'에도 순서가 있다

'물 끼얹기'를 하는 경우에는 수영장에서처럼 손과 발 등 심장과 먼 부분부터 끼얹는다. 심장에 부담을 주지 않기 위해서이다.

물 끼얹기가 끝나면 '물 뒤집어쓰기'를 한다. 욕조의 물을 세숫대야로 퍼서 머리 위에서 시원하게 끼얹으면 된다. 욕조의 물이 42도 이상이면 식혀서 사용한다. 욕실에서 샤워기를 이용해도 좋다.

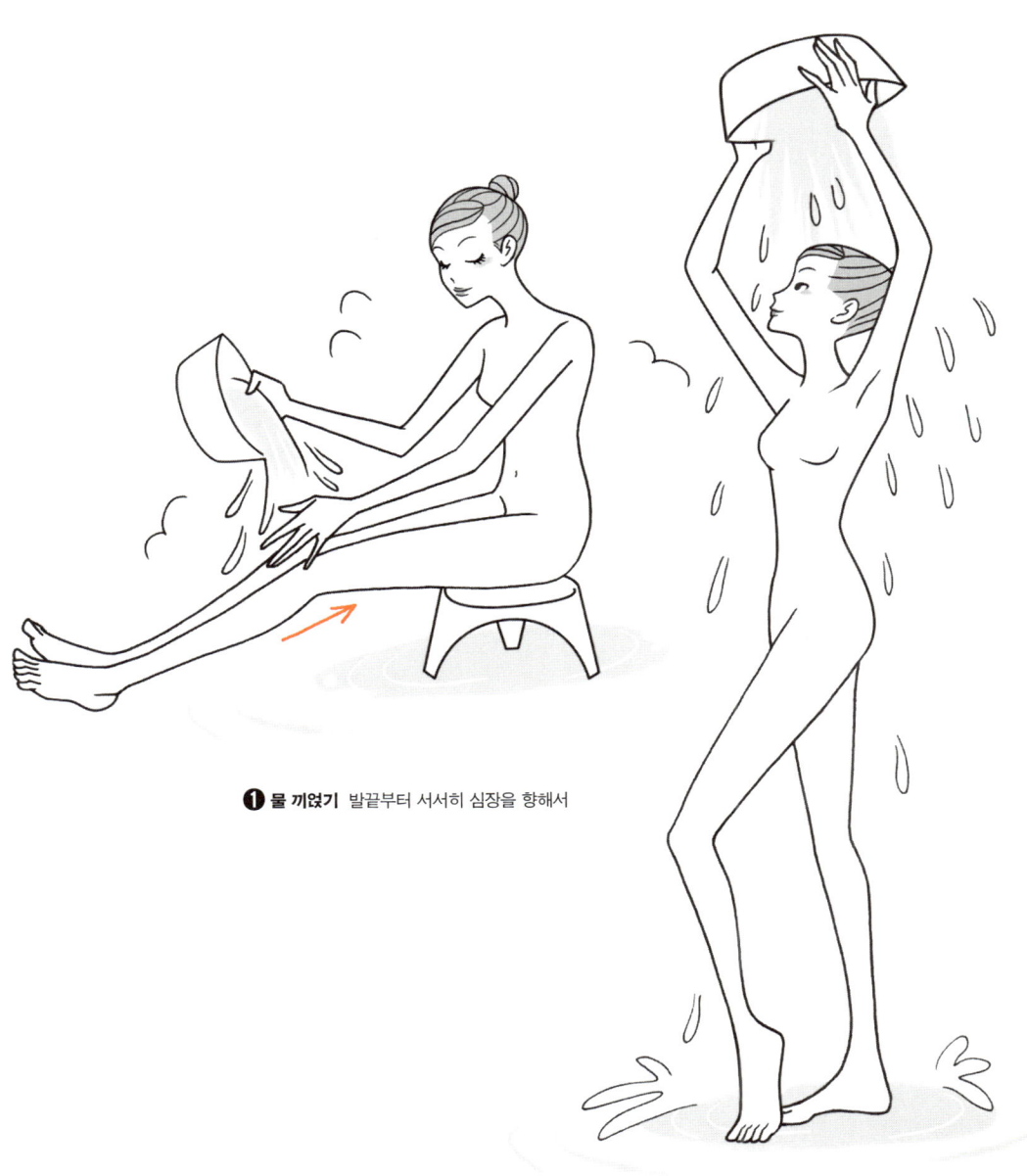

❶ **물 끼얹기** 발끝부터 서서히 심장을 향해서

❷ **물 뒤집어쓰기** 머리에서부터 시원시원하게 목욕물을 2~3번

'부드러운 물'이 다이어트에 좋다

반신욕 다이어트는 20~30분 정도 물에 담가야 하기 때문에 목욕물은 가능한 한 피부에 자극이 없어야 한다.

금방 틀어놓은 물은 혼합된 물질이 거의 없는 상태라 피부를 강하게 자극한다. 여기에 약초와 입욕제 등을 넣어서 피부에 좋은 상태로 만들어 사용하자. 이것이 '목욕물을 부드럽게 만드는 방법'이다.

가장 간편한 것은 시중에서 판매하는 입욕제를 넣는 방법이다. 그렇지만 창포물이나 유자 넣은 물, 술 목욕 등 옛 방식에 따라 목욕물을 만들어보는 것도 좋다. 기분 좋은 향기를 맡다 보면 몸의 피로도 풀리고 마음도 편안해진다.

내 손으로 만드는 계절별 입욕제

1월	● 귤	귤껍질을 햇볕에 말려서 헝겊주머니에 담아 목욕탕에 넣는다. 새콤달콤한 귤 향기가 욕실에 가득 차서 기분이 상쾌해진다.
2월	● 무청	잘라서 말린 잎을 끓인 다음 그 물을 탕에 넣는다. 금세 따뜻해진다.
3월	● 쑥	말린 쑥이나 생쑥을 냄비에 끓여서 그 물을 넣는다. 금세 따뜻해진다.
4월	● 장미	장미꽃이나 벚꽃을 욕조에 띄워 향과 색채를 즐긴다.
5월	● 창포	잘 씻어서 생으로 욕조에 띄운다. 피로회복, 냉한 체질에 효과가 있다.
6월	● 무화과	말린 무화과 잎을 잘라서 사용한다. 은은한 향이 몸과 마음을 편안하게 해준다.

7월	● 민트	더위를 피하기 위해 민트를 넣는다. 상쾌한 향이 몸과 마음을 개운하게 해준다.
8월	● 복숭아	복숭아는 습진과 땀띠에 효과적이다. 잘게 자른 생잎을 삼베(천) 주머니에 넣어 탕 속에 띄운다.
9월	● 국화	국화는 항균작용이 강하다. 탕에 꽃과 잎을 함께 넣고 목욕하면 좋다.
10월	● 단풍잎	잘 씻은 잎을 탕에 띄우면 가을의 색채를 만끽할 수 있다.
11월	● 솔잎	솔잎을 끓인 물을 탕에 넣는다. 향이 긴장을 풀어준다.
12월	● 유자	유자는 몸을 따뜻하게 해주는 효과가 뛰어나고, 감기예방에도 좋다.

향기로 다이어트 한다 – 계절 과일 탕

유자, 레몬, 귤, 오렌지 등 계절별로 나는 과일을 사용한 목욕은 몸을 따뜻하게 해주거나 피로를 회복하는 데 효과가 좋아 오랜 옛날부터 전해오는 방법이다.

과일을 탕에 넣으면, 달콤한 향이 목욕탕 전체에 자욱하게 퍼져서 마음 속의 긴장을 풀어준다. 또 대부분의 과일은 혈액순환을 좋게 해서 발한작용(땀을 내게 하는 작용)을 촉진하는 기능이 있으므로 다이어트에 알맞다. 생과일 상태 그대로 써도 되지만 피부가 약한 사람은 잘 말린 껍질을 헝겊주머니에 넣어서 탕에 띄우면 된다.

다이어트 효과는 물론 기분까지 좋아진다

물을 부드럽게 만드는 가장 손쉬운 방법이 입욕제를 넣는 것이다. 입욕제는 탕 속에 들어갈 때 피부에 닿는 촉감을 부드럽게 해서 몸을 따뜻하게 하는 효과를 높여준다.

입욕제의 독특한 색깔과 향은 마음을 편안하게 만드는 릴랙스 효과도 뛰어나다. 최근에는 인공 온천성분을 비롯해 탕 속에서 놀고 즐길 수 있는 것 등 그 종류가 매우 다양해졌다. 어느 것을 사용하든 몸을 따뜻하게 만드는 기본적인 효과는 동일하지만, 여러 종류를 사용해본 뒤 자기에게 맞는 것을 선택하는 것이 바람직하다.

내 몸에 맞는 입욕제를 골라라

입욕제 종류는 자기 취향에 따라 사용하면 된다. 어떤 것이 좋은지 아직 결정하지 못했다면 보건행정 당국의 허가를 받은 입욕제 중에서 선택하는 것이 좋다. 이런 상품은 허가기준에 맞추어 성분을 정확한 농도로 배합했기 때문에 좀더 신뢰성이 있다.

그리고 포장지에 적혀 있는 효능 내용을 꼼꼼히 읽어보기 바란다. '몸을 따뜻하게 하는 계열', '보습 타입' 등 제품 특징이 적혀 있으므로 가격, 향, 욕조와 어울리는 색 등을 함께 고려해서 선택하면 된다.

입욕제의 종류

- **무기염류계**
  입욕제에 들어 있는 염분이 피부를 코팅해주어서, 보온 효과가 높아진다.
- **탄산가스계**
  탕에 녹아 있던 탄산가스가 피부를 자극해서 혈류량을 증가시킨다.
- **생약계**
  보온성이 좋고 천연향이 릴랙스 효과를 가져다준다. 에센셜오일이 피부를 코팅해주어서 쉽게 한기가 들지 않는다.

목욕 후에도 몸이 따뜻해야 살이 쏙쏙 빠진다

'몸을 따뜻하게' 하는 입욕제의 기본 효능은 어느 제품이나 마찬가지다. 그러나 다이어트용 입욕제는 '따뜻함' 또는 '보온효과'라고 표시된 상품이 좋다. 이런 상품은 몸을 따뜻하게 해주므로 혈액순환을 도와주고, 목욕 후 한기가 들지 않도록 하기 때문이다.

한기가 들지 않는다는 것은 보온효과가 높아 목욕 후에도 따뜻함이 지속된다는 뜻으로서 목욕을 하는 중이거나 끝낸 후에도 지방의 대사활동이 기대된다.

내 맘대로 골라 빼자!

2 목욕 다이어트법 BEST 7

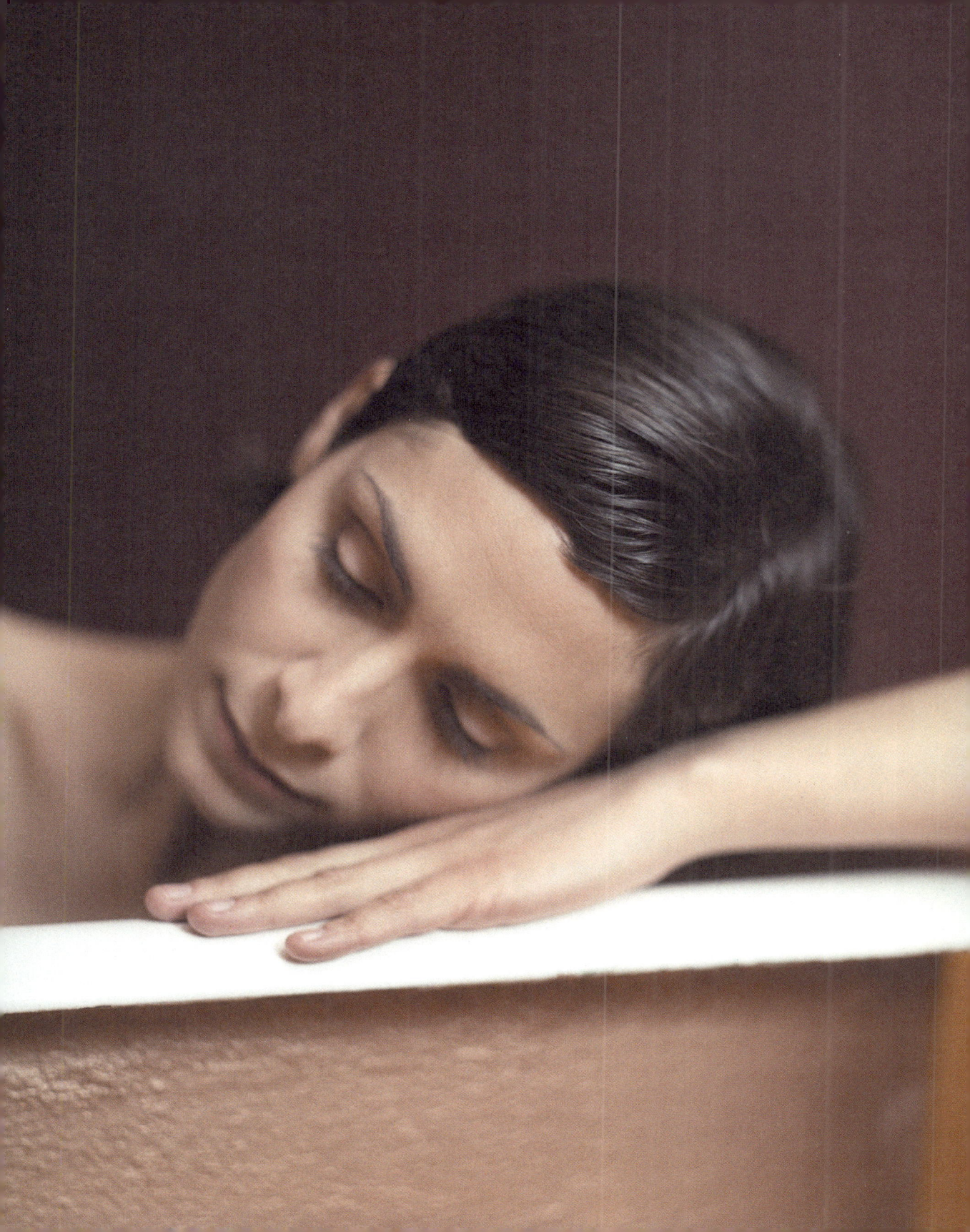

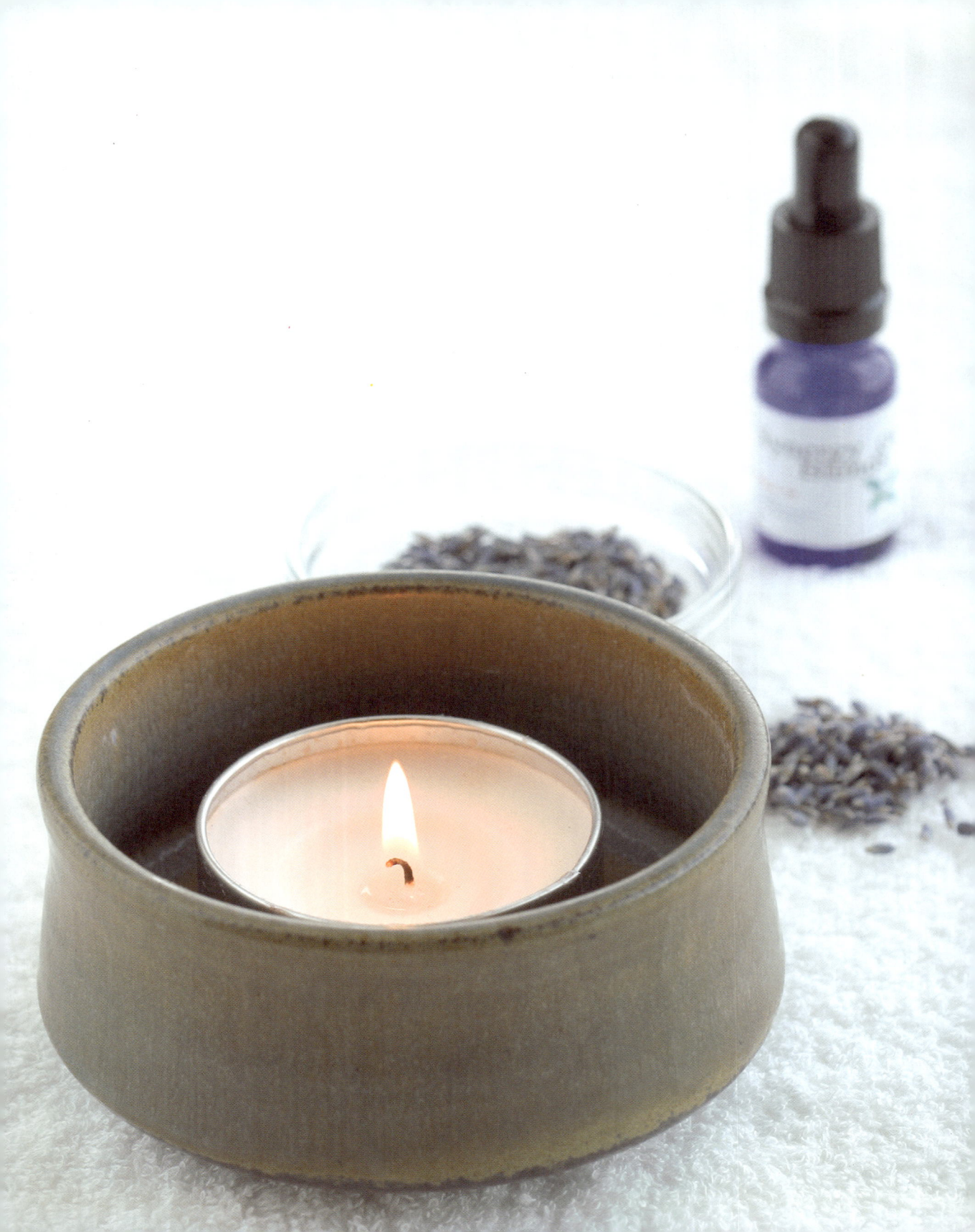

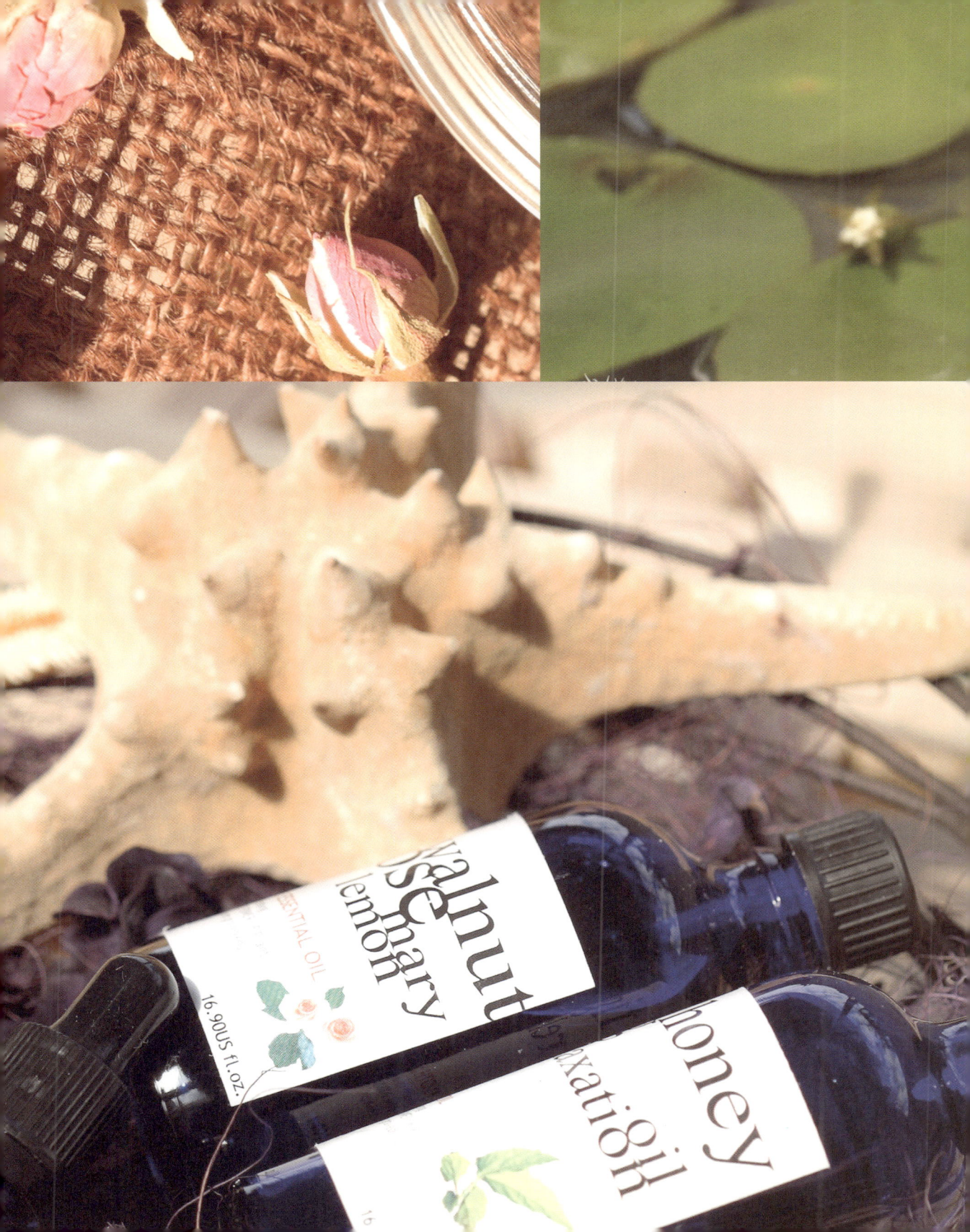

피로를 풀어주는
반신욕 다이어트

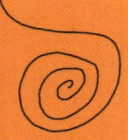

탕 안에 몸을 푹 담근 채 목욕을 하면 5분 만에 약 20~30킬로칼로리가 소모된다. 이러한 지방 연소효과를 최대한 살린 것이 바로 반신욕 다이어트이다.

반신욕은 몸 전체가 아니라 명치 아래 부분만 탕에 담그는 입욕법이다. 이 방법으로 몸을 차분히 덥히면 목욕 후에도 몸이 따뜻하게 유지돼 한동안 지방연소가 계속된다. 다음 순서대로 반신욕 다이어트를 위한 효과적인 목욕법을 잘 기억해두자.

38~40도의 미지근한 물에 20~30분간 담근다

반신욕보다 전신욕(全身浴)이 몸을 따뜻하게 만든다고 생각하기 쉽지만, 정답은 NO! 전신욕은 폐와 심장에 부담을 주기 때문에 탕에 오래 있을 수 없고, 생각만큼 몸이 따뜻해지지도 않는다.

기분으로는 온도가 높은 쪽이 몸을 더 따뜻하게 만들 것 같지만, 실제로는 살가죽만 뜨거워질 뿐 몸 속 깊은 곳까지 덥혀지지 않는다. 몸을 덥히는 방법으로는 역시 반신욕이 최선이다. 38~40도의 미지근한 물에 20~30분간 느긋하게 몸을 담그고 있으면 효과 만점이다. 그래야 우리 몸의 지방을 확실하게 태워 없앨 수 있다.

아름다운 몸을 원한다면 오래 담그고 있어라

욕탕에 오래 앉아 있는 습관이 안 된 사람이 20~30분씩 들어가 있는 건 상당히 고역이다. 이럴 때에는 몸의 긴장을 풀어주는 곳이 목욕탕이라고 생각을 바꿔보자. 그러면 탕 속에서 견디는 일이 훨씬 수월해질 것이다.

탕 속에서는 정자세로 앉아 있을 필요가 없다. 느긋하게 다리를 뻗고, 몸이 약간 뜨는 듯한 편한 자세를 취한다. 자세가 편해야 긴장이 풀리는 효과도 높아지고, 시간도 눈 깜짝할 사이에 지나가버린다.

● **오래 버티기 작전 1 〉 재미있는 책을 읽는다**

심심하게 욕탕에 앉아 있기보다는 뭔가 다른 일을 하면서 시간을 보내는 것이 좋다. 목욕 덮개를 깔고 소설이나 만화, 잡지 등을 읽다 보면 시간 가는 줄 모른다. 그렇지만 전문서적 같은 지루한 책은 금물. 오히려 대충 목욕하고 밖으로 나오고 싶은 충동이 일게 만든다.

책은 물에 젖지 않도록 비닐커버를 씌우면 되지만, 한번 보고 버릴 만화나 잡지 같은 책은 굳이 그럴 필요가 없다. 중요한 것은 책을 읽는 것이 아니라 즐거운 목욕시간을 보내는 것임을 잊지 말자.

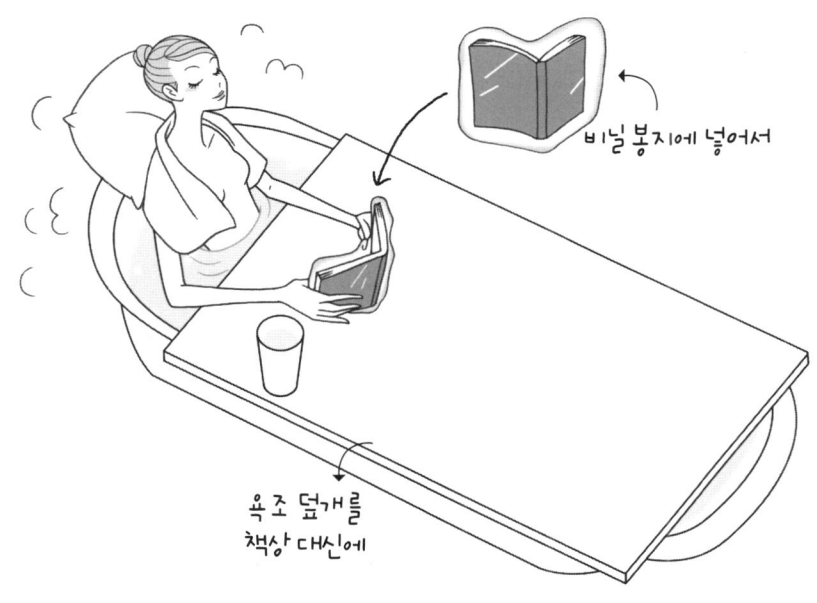

▲ 재미있는 책을 읽는다

● 오래 버티기 작전 2 〉 **노래를 부른다**

욕탕에서는 목소리가 메아리지기 때문에 노래 부르는 것도 즐겁다. 한 곡 부르는 데 3분 걸린다면, 열 곡만 부르면 30분이 지나간다. 좋아하는 노래를 되풀이해서 흥얼거리다 보면 시간이 금방 지나간다. 음악을 틀어놓고 따라 부르는 것도 한 방법이다.

● 오래 버티기 작전 3 〉 **차를 마신다**

따뜻한 차와 홍차를 마시는 것도 추천할 만하다. 차를 마시면 몸 안이 따뜻해지므로 대사활동이 높아져서 지방이 훨씬 더 쉽게 연소된다. 땀도 많이 나와 모공과 땀샘에 낀 노폐물까지 제거돼 피부가 한결 깨끗하고 매끄러워진다.

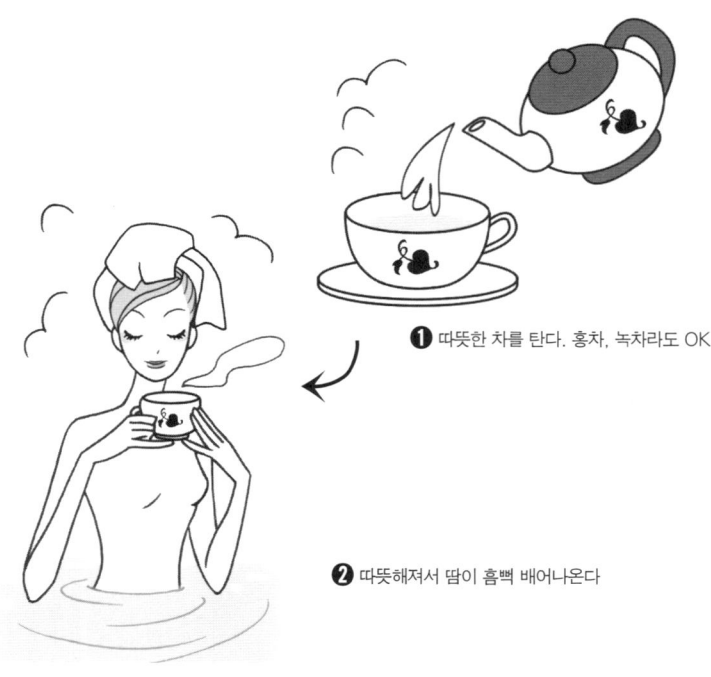

❶ 따뜻한 차를 탄다. 홍차, 녹차라도 OK

❷ 따뜻해져서 땀이 흠뻑 배어나온다

▲ 차를 즐긴다

● 오래 버티기 작전 4 〉 피로를 푼다

욕탕에 20~30분 이상 몸을 담그고 있는 동안 몸의 피로를 풀어주는 것도 좋다. 다리를 주무르거나 혈을 자극하면 혈액순환이 좋아져서 피로가 쉽게 풀린다. 눈이 피곤할 때에는 뜨거운 물로 적신 타월을 눈에 대보자. 눈을 따뜻하게 하는 것만으로도 혈액순환이 개선되어 눈의 피로가 풀린다.

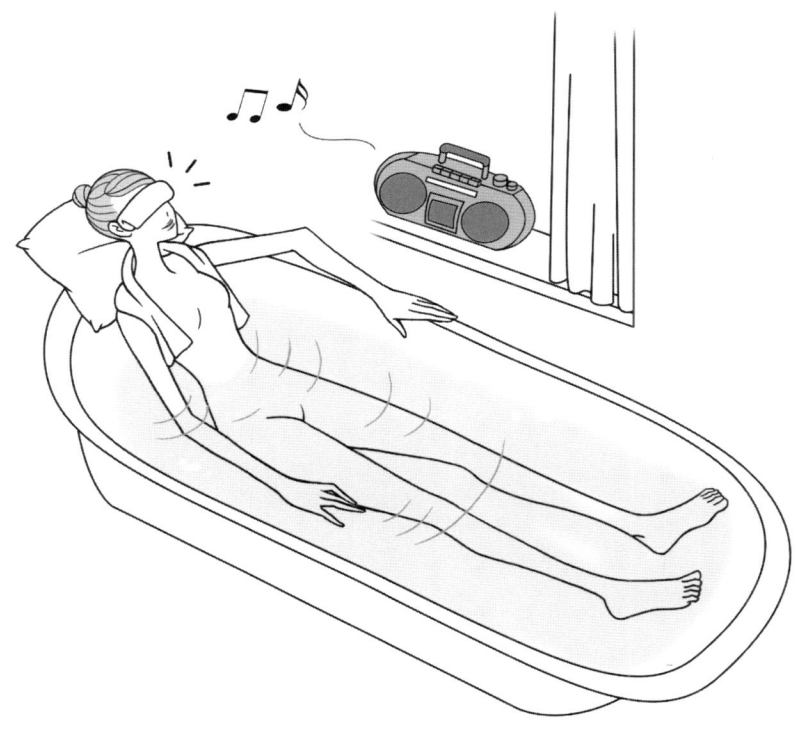

▲ 피곤한 눈을 풀어준다
긴장을 풀면서 따뜻한 물로 적신 타월을 눈에 대고 있는다.

얄미운 살들을 단번에 빼는
고온 반복욕 다이어트

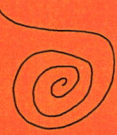

반신욕과 함께 다이어트에 놀랄 만한 효과를 가져다주는 것이 '고온 반복욕'이다. 42~43도의 뜨거운 물에 2~3분 들어갔다가 5분 쉬고 다시 2~3분간 들어가는 방법을 3회 반복하는 입욕법이다. 이렇게 1회 반복하는 동안 에너지가 무려 120~150킬로칼로리나 소모된다. 이는 30~50분간 걸었을 때 소모되는 에너지와 맞먹는다.

목욕으로 칼로리가 이렇게 많이 소비되는 것은 고온 반복욕이 신진대사를 단번에 높여주기 때문이다. 식습관을 비롯해 생활패턴이 다이어트 이전과 그다지 바뀌지 않았다면 이 방법으로 상당한 체중감량을 기대할 수 있다.

반복욕 요령 ① 어깨까지 담그고 있기

고온 반복욕을 할 경우에는 어깨까지 확실히 물에 담가야 한다. 전신욕이 목욕의 정수압효과를 최대한 활용할 수 있기 때문이다. 탕 속에 들어가 있는 동안 수압이 몸에 가해지면 혈관이 수축되고, 탕에서 나오면 이완하게 된다. 이처럼 혈관이 수축과 이완을 반복하면 혈액순환이 아주 좋아지게 되는데, 혈액순환의 상승은 몸을 단번에 덥혀주어서 땀이 나는 작용을 촉진시킨다. 그러면 신진대사가 빨라져 쉽게 몸무게를 줄일 수 있다.

반복욕 요령 ② 물은 42~43도

물의 온도는 42~43도 정도로 뜨거워야 한다. 그래야 교감신경이 자극돼 신진대사가 왕성하게 촉진되기 때문이다. 그러면 지방의 연소율도 올라가 짧은 시간에 에너지가 많이 소비된다.

● 고온 반복욕을 하는 방법 ●

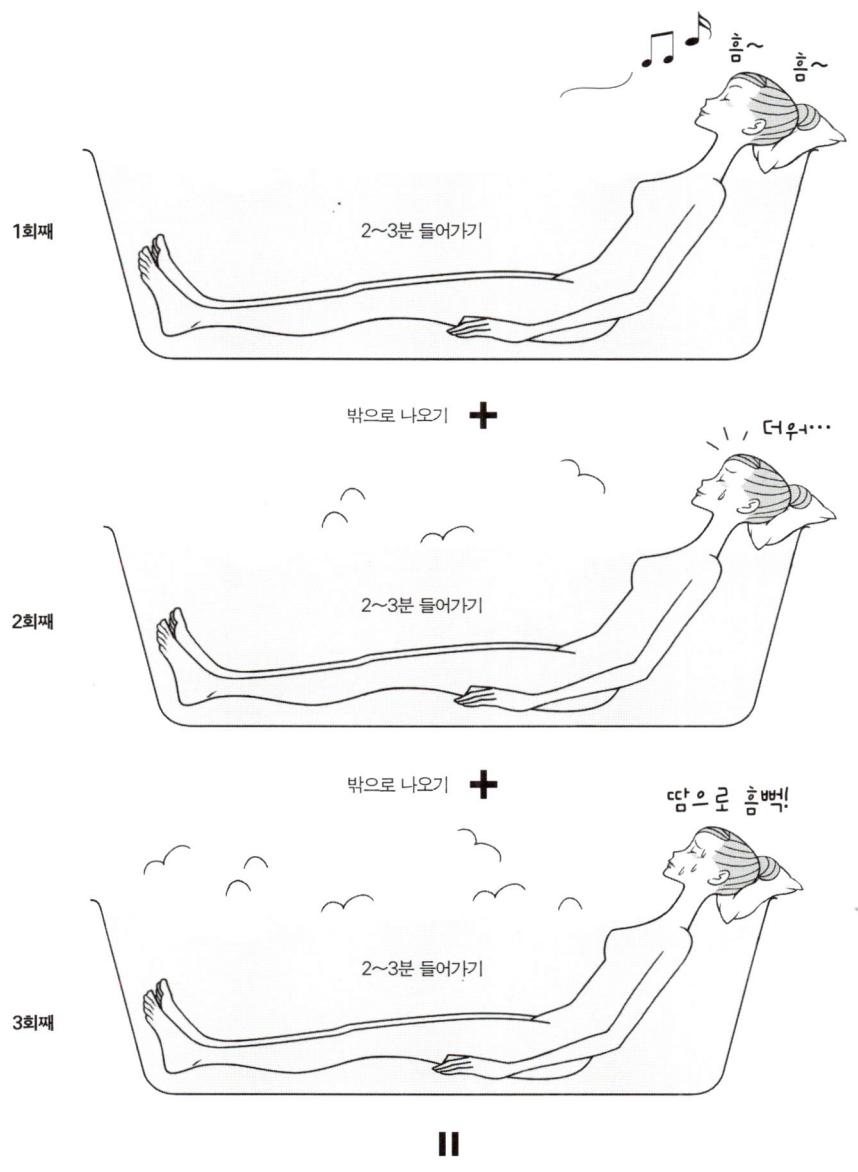

이 방법으로 120~150킬로칼로리나 소모!

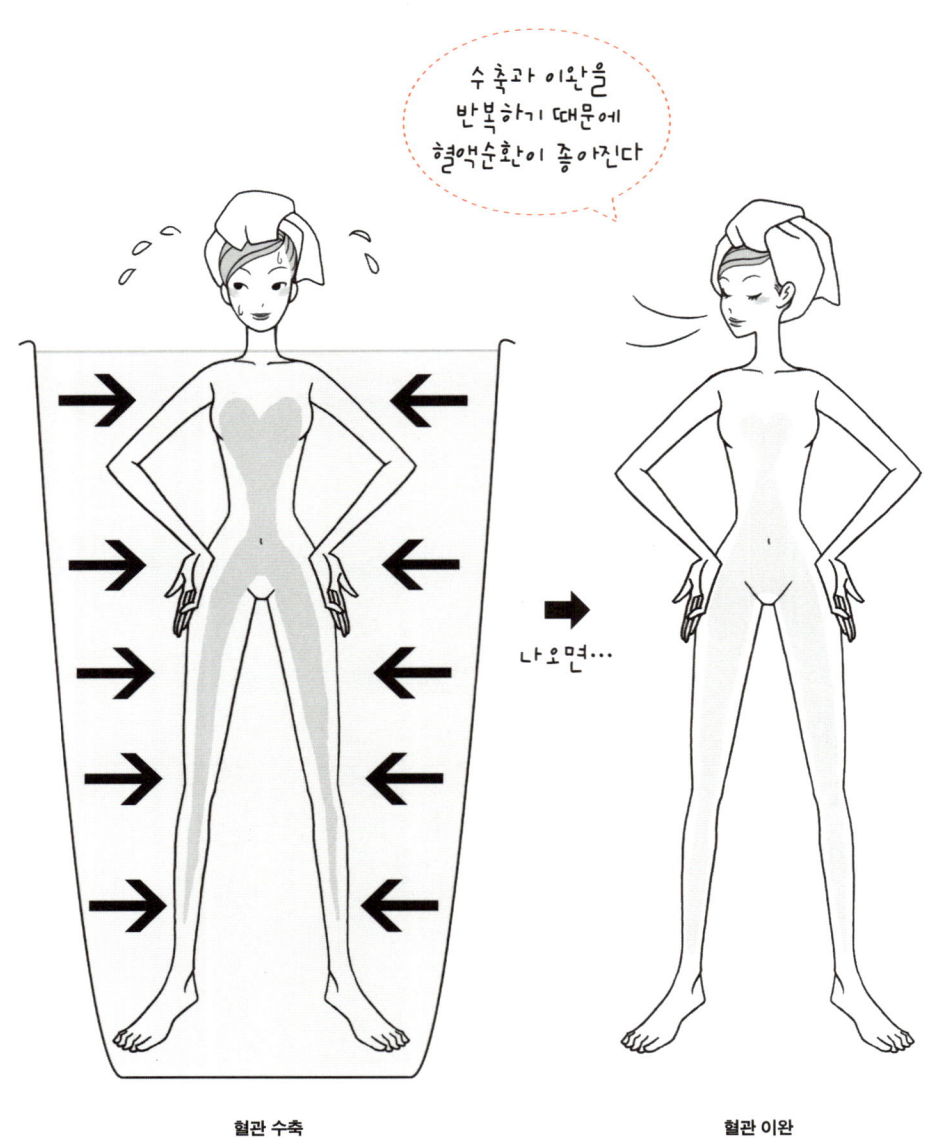

고온 반복욕이 짧은 시간에 뛰어난 다이어트 효과를 내는 것은 높은 온도의 물을 이용하는 것임을 잊지 말자.

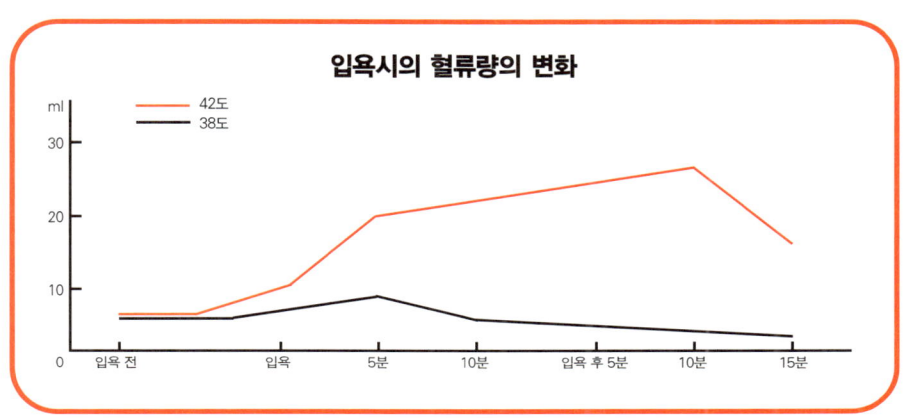

반복욕 요령 ③ 1회에 2~3분

고온 반복욕은 높은 온도의 물 속에 어깨까지 푹 담그는 상태이므로 몸에 상당히 부담이 된다. 그 상태로 오랫동안 탕에 들어가 있으면 너무 피곤해서 몸이 휘청거릴 정도가 된다. 그러므로 입욕 1회에 2~3분 정도가 적당하다.

2~3분간 탕 속에 들어갔다 나왔다를 반복하는 것으로도 혈액순환이 충분히 높아진다. 연소하는 에너지도 1회 반복만으로 120~150킬로칼로리에 달하는 놀라운 정도이므로 시간을 정확히 지키는 것이 좋다.

고온 반복욕을 할 때 이것만은 꼭 지키자

고온 반복욕은 몸, 특히 심장에 부담을 준다. 그러므로 입욕 시간을 정확히 지키는 것이 가장 중요하다. 건강하지 않은 사람은 반신욕만 하고, 고온 반복욕은 절대로 하지 말아야 한다. 단 1회의 입욕으로도 엄청난 에너지를 소비하므로 몸이 견디지 못하기 때문이다.

고혈압이 있는 사람은 특히 주의해야 한다. 뜨거운 물에 어깨까지 푹 담그게 되

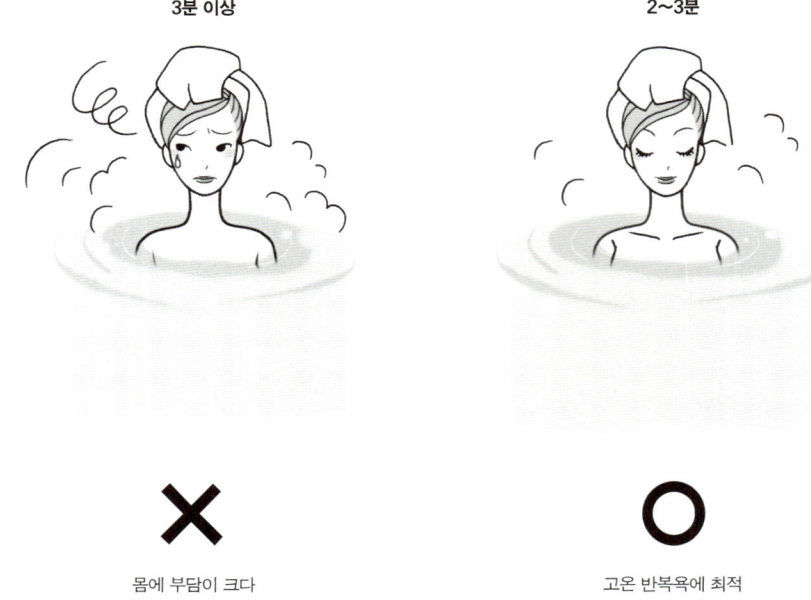

▲ 입욕 시간에 주의

면 수압과 고온의 온열자극으로 혈압이 급격히 올라간다. 이외에 격한 스포츠를 하기 직전이나 직후, 음주 후, 감기 등에 걸렸을 때에는 절대 금물이다.

고온 반복욕 1회로 이렇게 운동이 된다!

	150㎉에 해당하는 운동	
줄넘기	60~70회/분	30분
테니스	능숙할 경우 30~40분	서투르면 40~60분
탁구	능숙할 경우 30~40분	서투르면 40~60분
수영	유영(遊泳) 60분	
걷기	50분	
속보	30분	
달리기	20분	
골프	2시간	

고온 반복욕 뒤에 피곤한 사람은 온도를 낮춰라

고온 반복욕은 다이어트를 목적으로 한 입욕법이므로 반신욕처럼 긴장완화 효과가 없다. 체력이 약한 사람은 목욕 후에 피곤해지는 경우가 자주 있다. 이럴 때에는 물 온도를 조금 낮추는 것이 좋다. 지방을 연소하는 효과는 다소 떨어지지만, 미지근한 물에 들어갔다 나오면서 혈액순환을 충분히 높이는 효과를 볼 수 있다.

몸이 따뜻해지지 않으면 입욕 시간을 조금 길게 한다. 자신의 몸과 대화를 하면서 입욕을 즐기는 것이 무엇보다 중요하다는 것을 잊지 말자.

냉한 체질을 바꿔주는
온냉 교대욕 다이어트

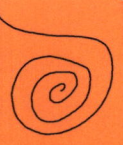

42도 정도의 뜨거운 물에 3분간 들어갔다가 나와서 손과 발에 차가운 샤워를 10초 정도 한다. 이를 5회 반복하는 것이 '온냉 교대욕' 이다. 혈액순환이 높아져 몸을 따뜻하게 하는 효과가 탁월해서 다이어트에 뛰어나다고 알려져 있다.

온냉 교대욕은 높은 온도의 물에 들어갔다 나왔다 하는 것은 고온 반복욕과 같지만, 전신욕이 아니기 때문에 어깨까지 탕에 푹 담글 필요가 없다. 따라서 수압에 의한 압박이 적어 몸에 부담이 적다.

다이어트와 냉한 체질에 효과적이다

온냉 교대욕은 다이어트뿐만 아니라 냉한 체질이나 저혈압을 치유하는 데에도 효과적인 입욕법으로 알려져 있다. 그만큼 보온효과에 뛰어나기 때문인데, 온냉 교대욕을 제대로 하면 몸 속부터 따뜻해져서 입욕 후에도 한동안 따뜻함이 지속된다.

목욕탕에 들어갔다 나왔다 하는 것이 귀찮으면 반신욕으로 차분하게 몸을 따뜻하게 덥힌 후 다리에 뜨거운 샤워와 차가운 샤워를 여러 차례 교대로 해주는 것도 좋다.

● 온냉 교대욕을 하는 법 ●

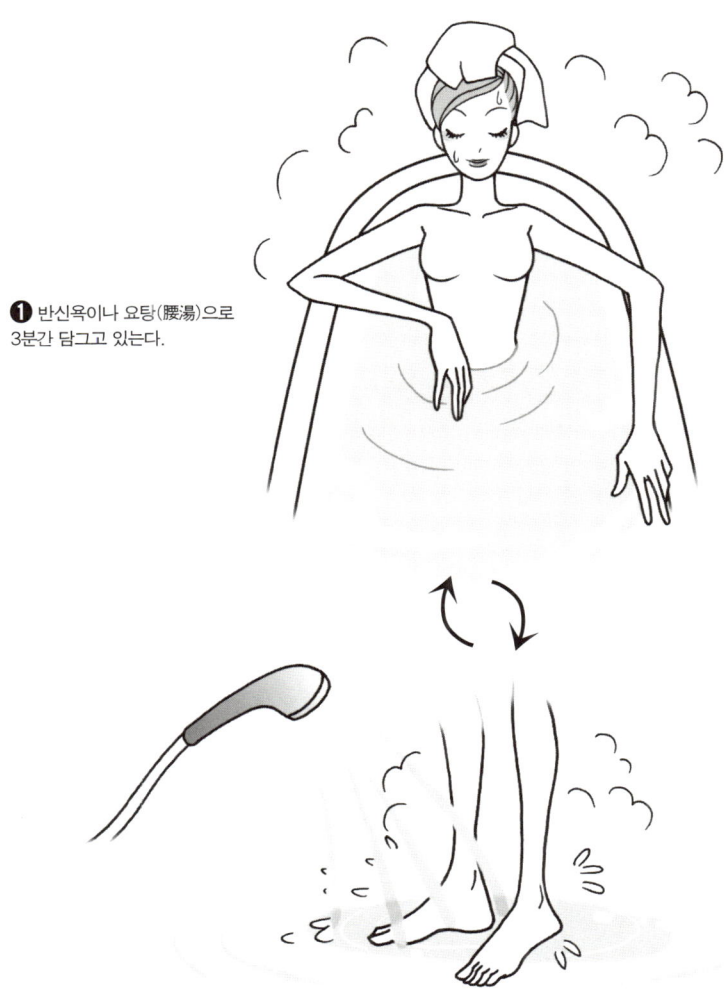

❶ 반신욕이나 요탕(腰湯)으로 3분간 담그고 있는다.

❷ 차가운 샤워를 10초간 한다. 한 세트를 5회 반복한다.

집에서 스파를 즐기는
월풀욕 다이어트

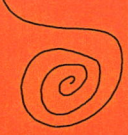

월풀욕은 최근에 유행하는 입욕법으로 '기포욕' 즉 '공기방울 목욕'이다. 물 속에서 나오는 아주 작은 공기방울이 몸 전체를 자극하기 때문에 다른 목욕법에서 찾아볼 수 없는 효과를 볼 수 있다. 공기방울 목욕을 하게 되면 몸이 금방 덥혀지는 특징이 있다. 그만큼 신진대사가 활발해지므로 다이어트에도 효과적이다.

또한 목욕이 끝난 후에도 따뜻함이 지속되기 때문에 냉한 체질을 예방하는 데에도 도움이 된다. 이외에 피로회복 효과, 세정효과, 릴랙스 효과 등 공기방울 목욕에는 다양한 효과가 있다. 탕에 들어갈 때에는 공기방울 마사지에 몸을 맡기듯이 편한 자세를 취하고, 발을 쭉 뻗어준다.

샤워기로 즐기는 월풀욕

월풀욕의 매력은 뭐니뭐니해도 혈액순환 촉진효과이다. 목욕탕 안에서 솟아오르는 물의 압력이 혈액순환을 좋게 해서 몸을 따끈따끈하게 덥혀준다.

보통 월풀욕에는 특수한 장치가 필요하지만 샤워기를 사용하면 집에서도 간편하게 즐길 수 있다. 아래 그림처럼 물을 가득 채운 욕조에 샤워기를 넣고 물을 가장 세게 틀어놓으면 된다. 샤워기를 허리나 등에 갖다 대면 전신의 혈액순환이 좋아져서 몸이 따뜻해진다.

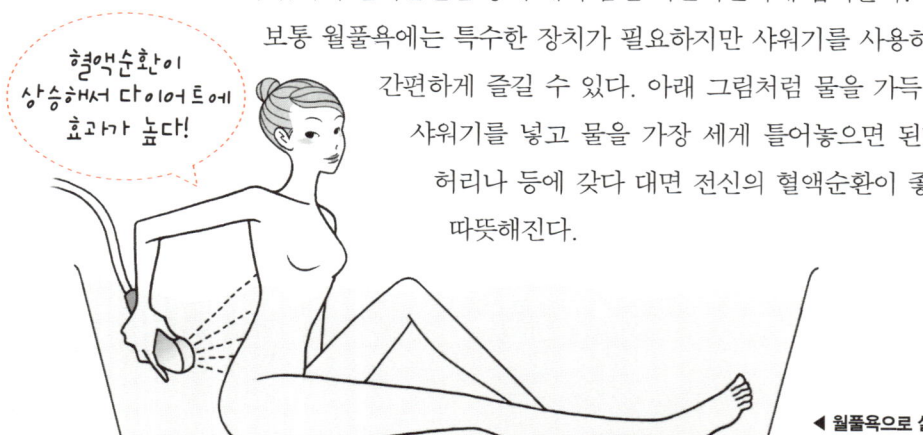

◀ **월풀욕으로 살을 빼자**
물줄기를 가장 세게 한 다음 허리에 대어 따뜻하게 한다.

몸과 마음이 편안해지는
온천욕 다이어트

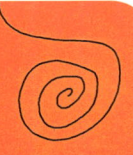

온천 중에 식염온천(食鹽溫泉)이라고 수질 표시를 한 곳이 있다. 말 그대로 소금기를 갖고 있는 온천을 말하는데 온천 중에서도 식염온천만큼 다이어트에 뛰어난 게 없다고 할 정도로 보온·발한작용이 뛰어나다.

가정에서 식염온천의 효과를 응용한 것이 '소금목욕'이다. 천연 소금을 욕조에 넣으면 염분에 포함된 미네랄 성분이 피부에 코팅돼 목욕이 끝난 후에 몸이 잘 식지 않는다. 입욕 중에는 물론, 입욕 후에도 오랫동안 따뜻함이 지속되기 때문에 목욕을 끝낸 후에도 지방이 연소된다.

다이어트에 소금목욕을 시험해보자!

일반 가정에서 사용하는 욕조는 천연소금을 가볍게 한 움큼(큰 스푼으로 2스푼 정도)이 적당하다. 38~40도의 미지근한 물에 잘 녹인 후에 반신욕을 한다. 피부가 약한 사람은 소금량을 줄인다. 탕에서 나올 때에는 샤워를 해서 소금기를 완전히 씻어낸다.

소금목욕 외에 탄산수소나트륨이나 백반 등을 사용하는 것도 좋다. 중조온천(重曹溫泉 : 탄산수소나트륨을 함유한 온천)에 들어 있는 탄산수소나트륨이나 백반온천의 백반도 약국에서 구입할 수 있다.

온천수를 만드는 아주 간단한 방법
① 소금을 가볍게 한 움큼 쥔다. ② 38~40도의 미지근한 물에 넣는다.

통통한 다리가 매끈해지는
족욕 다이어트

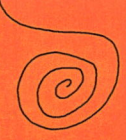

오랜 시간 서 있을 때 다리가 부어오르는 것은 다리의 혈액 흐름이 막힌 것이 원인이다. 이럴 때에는 족욕(足浴)이 좋다.

의자에 허리를 대고 편안하게 긴장을 푼 상태에서 양 발을 뜨거운 물에 담근다. 물의 압력과 온열효과에 의해서 막힌 혈액의 흐름이 좋아져서 부기와 피로가 말끔히 가신다. 물에 담근 상태에서 발바닥을 누르거나 발가락을 움직이면 더욱 효과적이다.

탕에 들어갈 경우에는 하반신을 충분히 따뜻하게 해주는 반신욕이 좋다. 수압이 발의 정맥을 펌프처럼 눌러서 부기를 풀어준다.

족욕하는 방법

물을 가득 담은 양동이와 세숫대야를 준비한다. 다리가 붓는 것은 무릎부터 그 아래쪽 혈액순환이 나쁘기 때문이므로 가능하면 무릎 아래까지 푹 잠기는 양동이가 좋다. 그런 다음 42~43도의 뜨거운 물을 붓고 양다리를 물에 담근다. 물이 금방 식어버리기 때문에 옆에 포트를 두고 온도조절을 하는 것도 괜찮다.

10~15분 정도 담그고 있으면 다리의 부기가 풀린다. 그러면 발을 빼서 타월을 두르고 10분 정도 의자에서 편히 쉰다.

● 다리의 부기를 풀자 ●

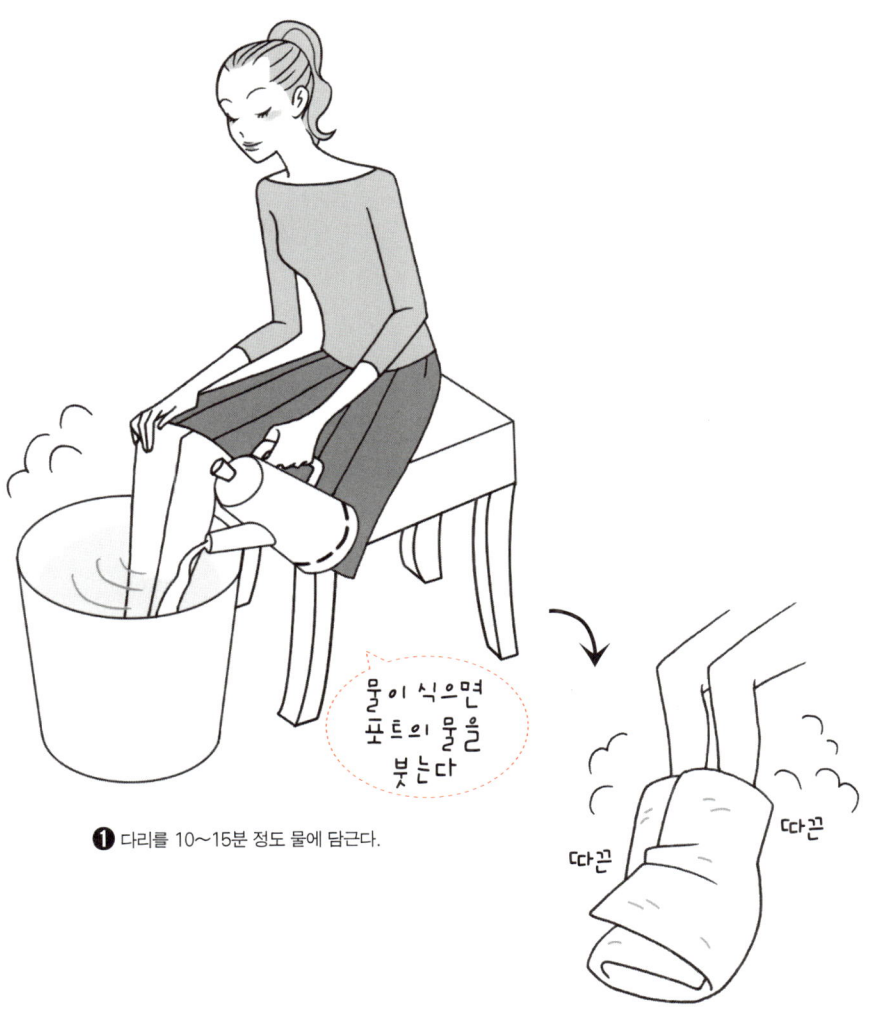

물이 식으면 포트의 물을 붓는다

❶ 다리를 10~15분 정도 물에 담근다.

따끈 따끈

❷ 타월로 감싸고 10분간 휴식

스트레스를 날려주는 아로마욕 다이어트

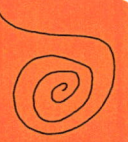

처음으로 목욕 다이어트를 시도하는 사람은 반신욕으로 시작하는 것이 바람직하다. 이때 아로마 목욕을 할 수 있게 준비해서 보온효과를 높이는 것도 좋다. 기분 좋은 향기에는 정신을 릴랙스하는 효과가 있어서 피로를 풀거나 스트레스를 해소하는 데 도움이 된다.

또한 좋아하는 향을 맡으면서 탕에 들어가 있으면 20~30분의 긴 목욕도 전혀 괴롭지 않을 것이다. 다이어트 효과를 높이고자 오랫동안 탕에 들어가 있어야 할 경우에 아로마 목욕이 더욱 효과적이다.

허브의 효과

허브 향은 코를 통해 자율신경과 호르몬 분비, 면역계 등에 자극을 전달한다. 어느 부분을 자극하는가는 향의 성분에 따라 다르다. 캐머마일과 네롤리 등의 허브는 기분을 차분하게 해주는 효과가 있다. 레몬과 페퍼민트는 집중력을 높여주고 소화기 계통을 좋게 해주는 효과가 있다. 이처럼 허브 종류에 따라서 효과가 다르므로 목적에 맞는 것을 선택해서 이용한다.

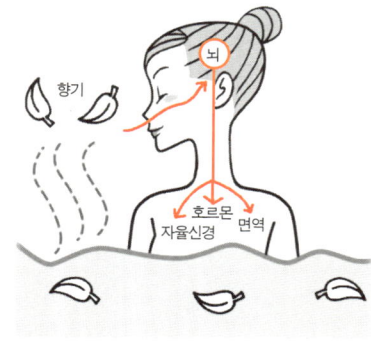

▲ 향기가 몸을 자극한다

로즈메리, 진저 오일이 다이어트에 좋다

아로마 목욕이라고 하면 긴장완화 효과만 떠올리지만 실은 다이어트에도 효과적이다. 아로마 오일에는 피부를 코팅해서 보온효과를 높여주는 작용이 있다. 아로마 목욕을 하고 난 뒤에도 따뜻함이 지속되어 지방이 연소된다.

또한 아로마 오일 중에는 로즈메리와 진저 등의 혈액순환을 높여주는 것도 있어서 이런 성분을 목욕에 이용하면 혈액순환 촉진에 도움이 된다. 아로마 오일에 소금을 섞어서 사용하면 소금의 보온·발한작용이 높아져서 다이어트 효과가 더욱 상승한다.

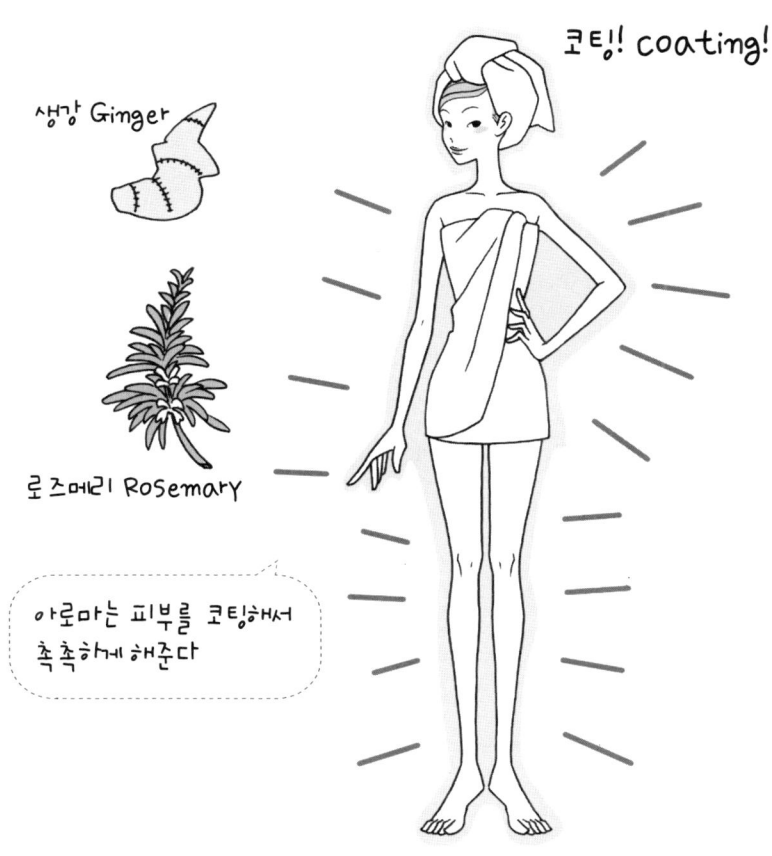

▲ 아로마로 피부를 코팅한다

허브탕 만들기

아로마 오일을 구할 수 없을 때에는 말린 허브를 사용하는 것도 좋다. 차를 만드는 요령으로 건조시킨 허브를 포트에 넣어서 뜨거운 물을 만든다. 이 물을 목욕물에 섞어서 아로마 욕탕을 만든다.

최근에는 약국 등에서 건조 허브를 파는 곳이 늘어나서 오일보다 훨씬 구하기 쉽다. 집에서 기른 허브를 사용해도 좋다.

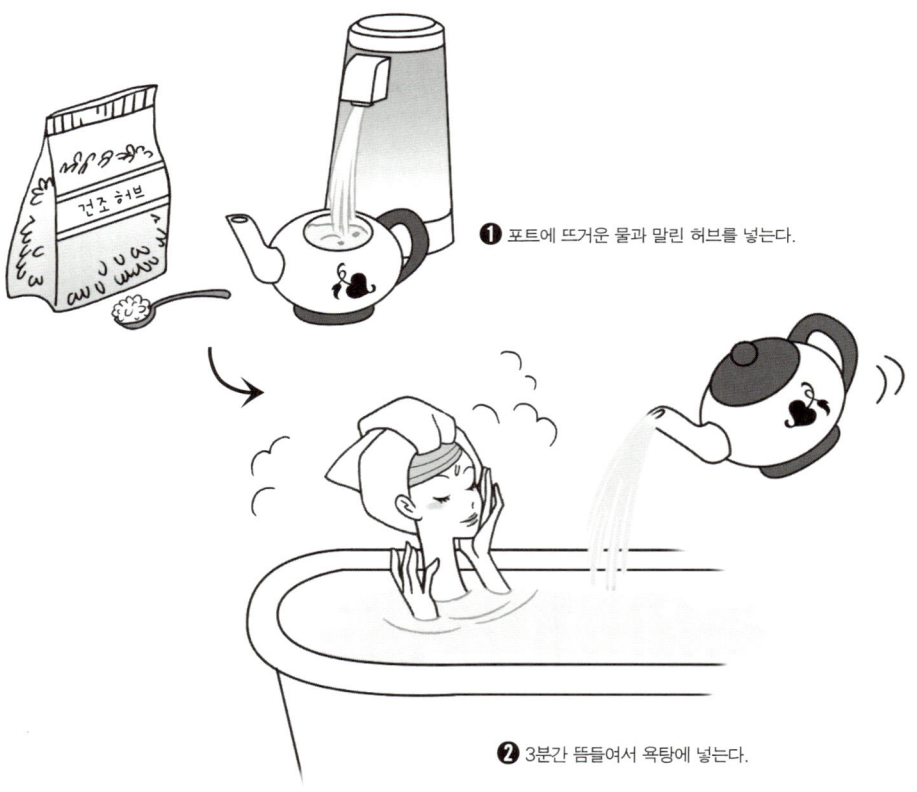

❶ 포트에 뜨거운 물과 말린 허브를 넣는다.

❷ 3분간 뜸들여서 욕탕에 넣는다.

▲ 허브탕 만드는 법

아로마 목욕물 준비하기

아로마 목욕에 빼놓을 수 없는 것이 에센셜 오일(정유)이다. 이 오일은 식물의 향에 포함된 유효성분을 추출하여 자연 상태의 약 70~100배의 농도로 농축시킨 것이다.

사용 방법은 욕탕의 크기 등에 따라서 다르지만 가정용 욕조는 오일 2~3방울이면 충분하다. 이것을 목욕물에 잘 섞어서 사용하면 된다. 피부가 민감한 경우 에센셜 오일에 3ml 정도의 베이스 오일을 섞어서 사용하기도 한다.

에센셜 오일은 식물 오일, 소금, 벌꿀 등과 혼합해서 사용할 수도 있다. 소금과 섞어서 사용하면 발한·보온작용이 높아져 지방대사가 활발해지므로 다이어트에 아주 좋다.

식물오일과 소금

다이어트 효과를 높이기 위해 아로마 오일에 일반 식물오일과 소금을 섞어 사용하는 것도 좋다. 우선 오일을 섞을 경우에는 호호바 오일과 올리브 오일 등 식물오일을 사용한다. 오일은 피부를 코팅해주기 때문에 열을 도망가지 못하게 하는 효과를 더욱 높여준다.

소금을 섞는 경우에는 천연소금 40~60그램에 아로마 오일 2~3방울을 떨어뜨려 잘 섞은 후 물에 넣는다. 소금과 아로마 오일의 효과에 의해 보온·발한작용이 높아져서 땀이 흠뻑 배어나와 다이어트에 효과적이다.

아로마 오일 고르는 법

현재 생산되는 아로마 오일은 무려 100여 가지 이상이다. 각각 다른 효과가 있으므로 본인이 원하는 효능을 가진 아로마 오일을 고르면 된다.

이것만은 지키자!
◎ 아로마 오일은 식물의 향 성분이 농축돼 있기 때문에 양이 너무 많으면 피부자극이 강하다. 가정용 욕조

에센셜 오일 + 베이스 오일 만드는 법

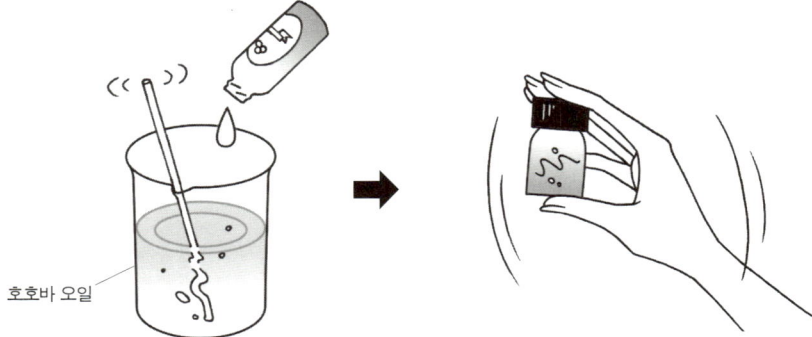

❶ 베이스 오일 3ml에 에센셜 오일 2~3 방울을 넣어 잘 섞는다.

❷ 작은 병에 옮겨 담아 잘 흔들어서 욕조에 넣기

에센셜 오일 + 소금 만드는 법

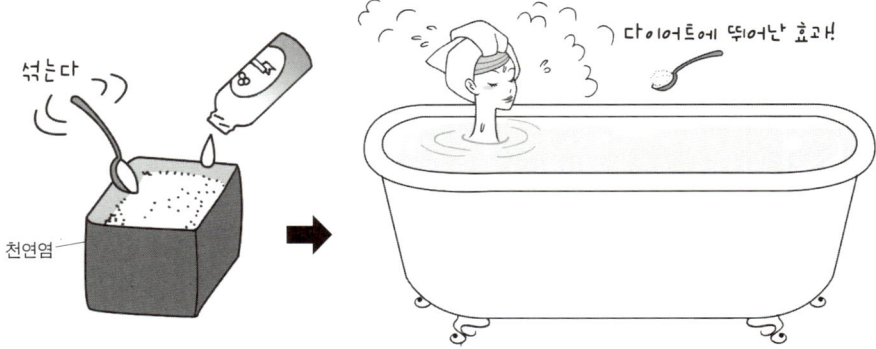

❶ 천연소금에 에센셜 오일을 넣어서 섞는다.

❷ 1회분 40~50g을 욕조에 넣고 섞는다.

▲ 여러 가지 아로마 오일의 활용법

에는 2~3방울을 잘 섞어 사용한다.
◎ 허브 가운데에는 임신 중에 사용하면 위험한 것도 있다. 반드시 확인하고 난 후 사용한다. 임신한 경우 피해야 할 오일로는 재스민, 주니퍼, 페퍼민트, 페널, 바질 등을 들 수 있다. 임신 초기에는 제라늄, 라벤더, 캐머마일, 로즈메리 등의 사용을 자제한다.
◎ 신생아나 생후 12개월 이전의 유아 들이라면 라벤더와 캐머마일이 무난하고, 돌 이후부터 7세까지는 라벤더와 캐머마일 이외에 티트리도 권할 만하다. 2세 이하의 어린아이에게는 사용할 수 없는 허브도 있다. 구입할 때 꼭 확인한다.
◎ 베르가모트와 레몬 등을 사용한 후 바로 햇볕에 닿으면 기미가 생기기 쉽다. 입욕 후 외출할 예정이라면 주의하기 바란다.
◎ 이외에 피부가 거칠어지거나 향이 싫은 아로마 오일은 자신에게 어울리지 않는 오일이다. 조금이라도 꺼림칙하면 다른 허브로 바꾼다.

에센셜 오일의 주요 효과

피부가 버석거릴 때	라벤더, 이랑이랑
탈모 방지	이랑이랑, 로즈메리
불면증	라벤더, 캐머마일, 네롤리
초조감, 짜증날 때	라벤더, 로즈우드
우울한 사람	이랑이랑, 재스민
집중력 향상	페퍼민트, 스위트오렌지
피로회복	라벤더, 주니퍼
긴장완화	라벤더, 네롤리
어깨결림 해소	베르가모트, 로즈메리
요통 완화	캐머마일, 로즈메리, 바질
부기를 가라앉힐 때	사이프리스, 주니퍼
꽃가루 알레르기 예방	캐머마일, 라벤더
변비 대책	타임, 로즈메리, 페널
냉한 체질 예방	로즈, 네롤리, 제라늄
숙취 해소	로즈, 페널

날씬한 몸을 만드는 **3** 반신욕 다이어트

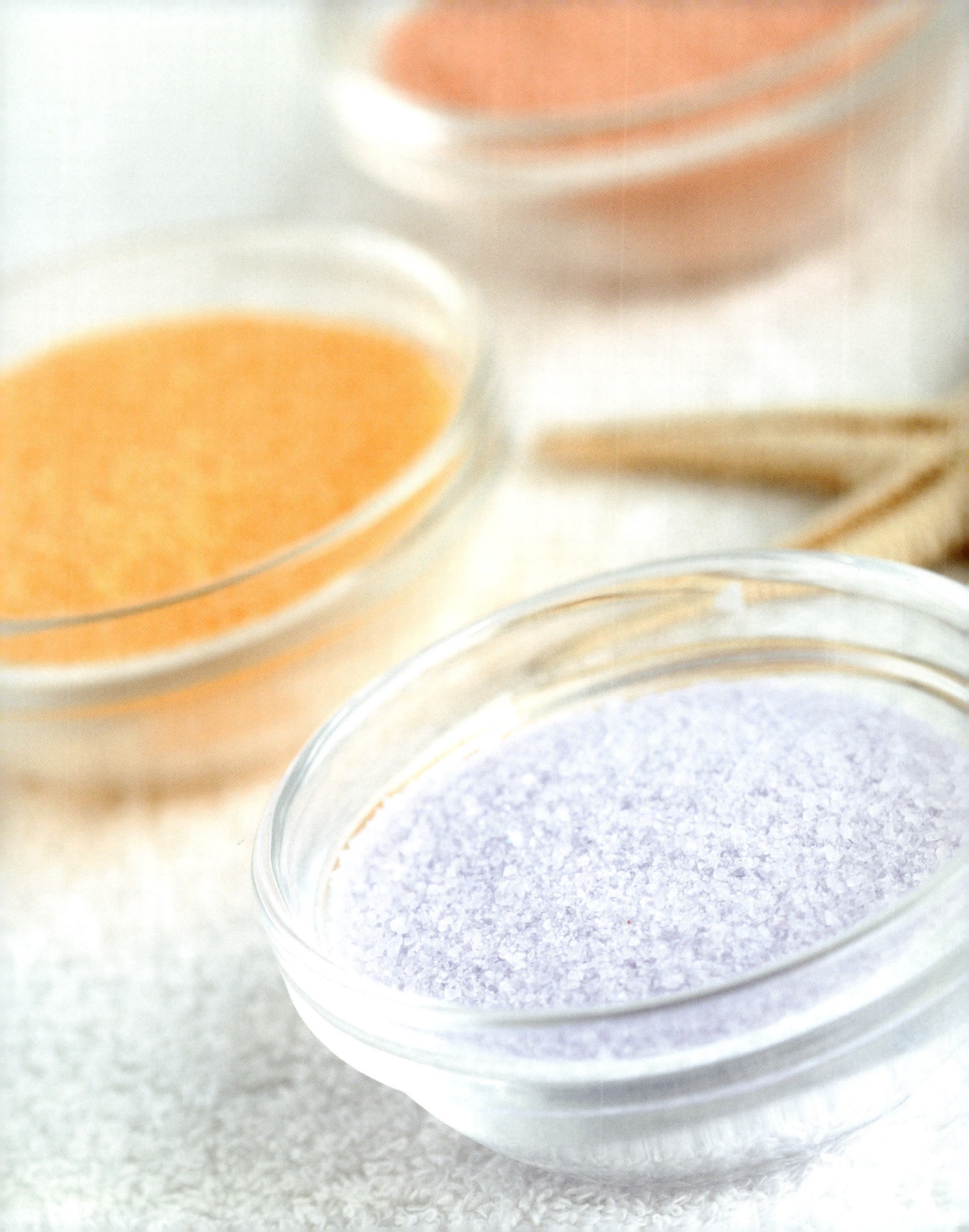

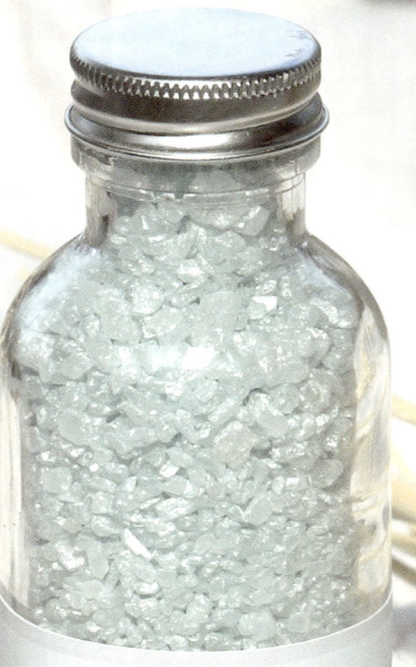
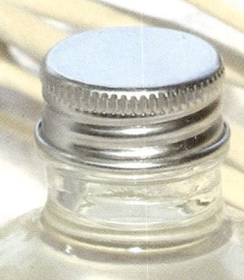

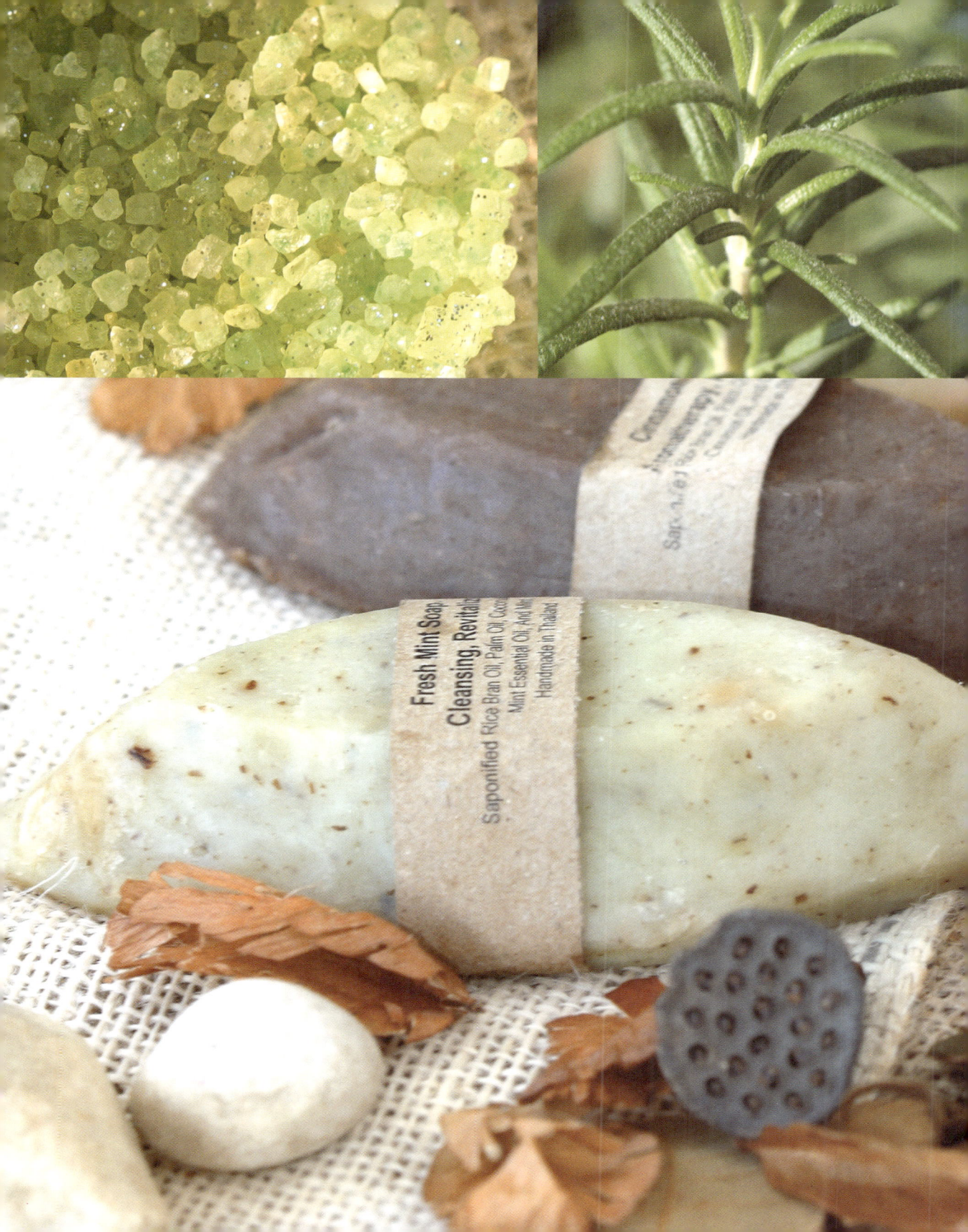

뱃살을 쏙쏙 빼준다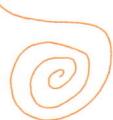

반신욕만으로도 지방을 효과적으로 제거할 수 있다. 그러나 그것은 지방이 연소되는 것일 뿐, 근육이 단련되는 것은 아니다. 근육은 지방을 태워 없애는 가장 중요한 조직이므로 근육을 단련하면 평소 생활만으로도 보다 많은 지방을 연소시킬 수 있다.

그런 의미에서 탕 안에서는 운동으로 근육을 단련시키는 것이 좋다. 욕조에서 차분히 몸을 덥히고 있으면 관절과 근육이 부드러워져서 몸에 무리를 주지 않고 움직일 수 있다. 그러므로 근력을 향상시키는 트레이닝을 꼭 겸하기 바란다.

우선 여성들이 가장 다이어트를 하고 싶어하는 부위인 '뱃살'을 공략해보자.

스트레스를 받거나, 달콤한 음식의 유혹에 넘어가 조금씩 먹다 보면 어느새 배가 볼록 나오기 시작한다. 기분 전환으로 즐기는 술도 한몫 거든다. 문제는 한번 나온 배는 좀처럼 들여보내기 힘들다는 점이다.

이럴 때는 뱃살을 쏙 빼주는 반신욕 스트레칭을 해보자. 복부에 쌓인 노폐물이 땀을 통해 빠져나가 혈액순환도 좋아진 상태에서 이 트레이닝을 하면 신진대사가 원활해져 지방이 쉽게 빠진다. 머잖아 살이 찌지 않는, 아름다운 몸으로 다시 태어나게 될 것이다.

배가 쏙 들어가는 트레이닝 ①

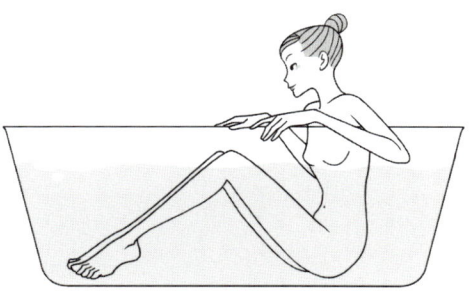

❶ 욕조에 양팔을 걸치고 앉아서 안정된 자세를 취한다. 무릎을 구부려 엉덩이를 기준으로 V자형을 만든다.

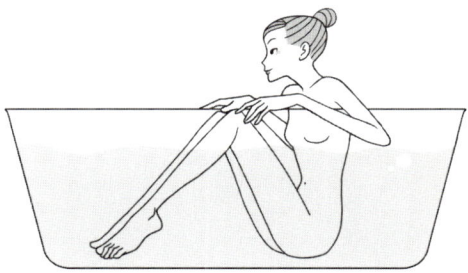

❷ 무릎을 가슴 가까이 붙였다가 뗀다. 이때 동작은 일 초에 한 번 왕복하는 속도가 좋다. 뱃살은 물론 허벅지도 늘씬해진다.

배가 쏙 들어가는 트레이닝 ②

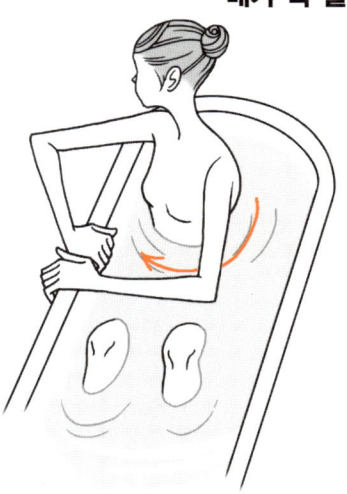

욕조 가장자리를 두손으로 잡고 상체를 틀어준 후 5초간 멈춰준다. 반대편도 같은 방식으로 한다. 옆구리 살도 동시에 빼준다.

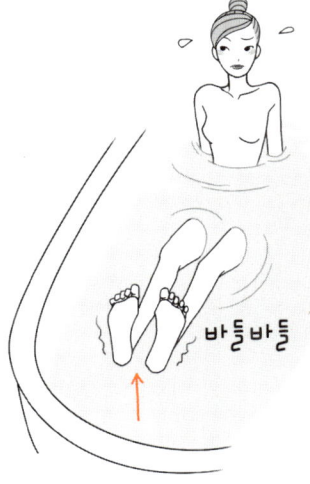

손을 바닥에 대고 양다리를 들어 5초간 정지. 이것을 여러 번 반복한다. 배는 물론 팔, 허벅지까지 가늘어진다. 욕조가 작을 경우에는 무릎을 가볍게 구부려도 OK.

● 온몸의 군살들을 동시에 빼주는 수건 스트레칭 ●

목욕탕에서 타월을 이용해 다리, 허리, 배, 양팔을 동시에 단련한다. 목욕탕뿐만 아니라 TV를 보거나, 마루나 의자에 앉아 있을 때도 할 수 있다.

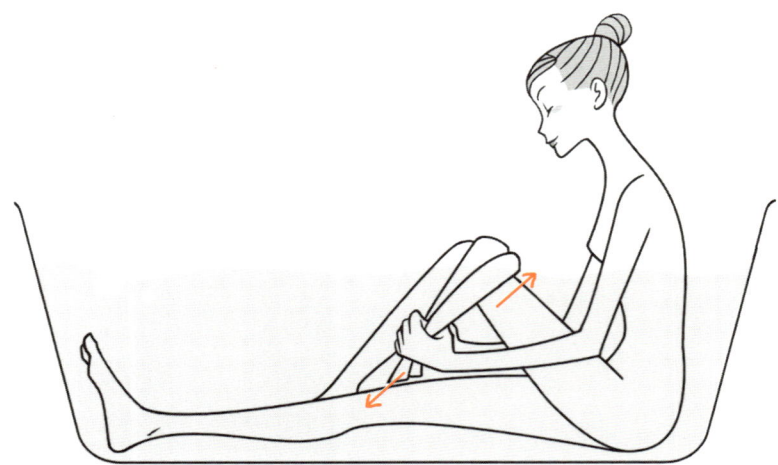

❶ 한쪽 무릎을 세워서 앞으로 길게 뻗은 다리에 엇갈리게 올려놓는다. 타월 양쪽을 꽉 잡고 올려세운 무릎을 가슴 쪽으로 끌어당긴다. 양 팔은 무릎을 아래로 밀어붙인다. 배는 힘껏 안쪽으로 쑥 집어넣는다.

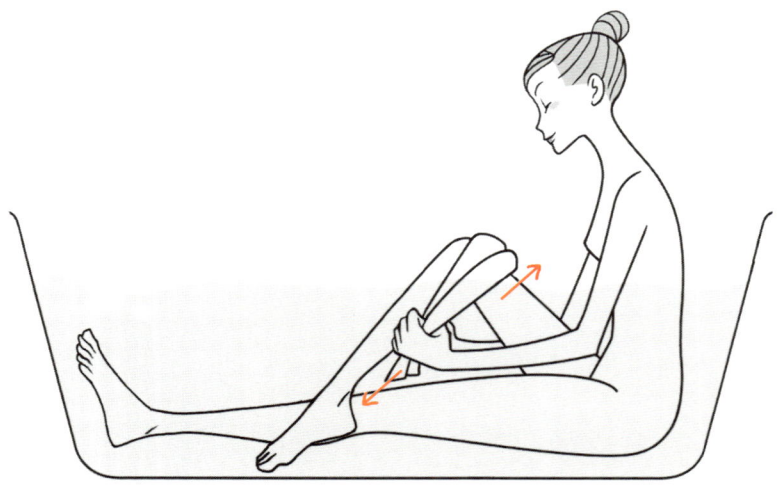

❷ 같은 동작을 좌우 다리로 번갈아 한다.

다리를 늘씬하게 한다

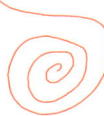

근육은 사용하지 않으면 금방 홀쭉해진다. 근육이 홀쭉해지면 지방을 연소하는 기초대사가 떨어져서 지방이 붙기 쉬운 체질로 바뀐다. 또한 근육은 사용하지 않으면 줄어들어서 딱딱해진다. 그러면 쓸데없는 부분에 지방이 붙어서 아름다운 바디 라인이 순식간에 망가져버린다.

이것을 막기 위해서는 매일 조금씩이라도 근육을 움직여야 한다. 다리, 배, 등, 가슴 등 목욕을 할 때 사용하지 않는 근육을 일부러라도 움직여보자. 그리고 스트레칭으로 몸을 쭉 펴서 굳어진 근육을 풀어주는 것도 좋다.

이렇게 근육을 움직여서 유연성을 높이면 우리 몸의 라인도 따라서 긴장하게 된다.

다리가 통통해서 미니스커트는 엄두도 못 낸다면 욕조 속에서 걷거나 다음 동작을 따라서 해보자. 생각한 것 이상으로 근육을 사용하기 때문에 습관을 들여놓으면 근육이 붙어서 발이 긴장하게 된다. 이렇게 물의 저항을 잘 이용한다면 욕탕에서도 허벅지, 종아리, 발목이 가늘어진다.

허벅지 살을 빼주는 트레이닝

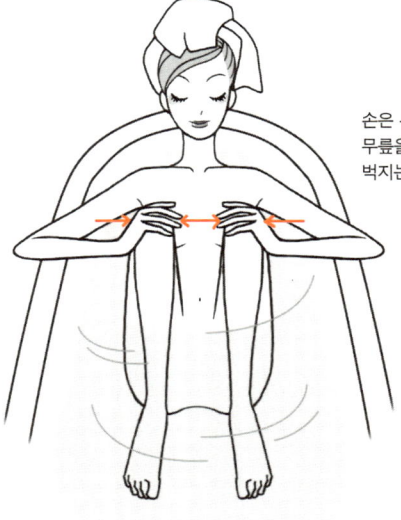

손은 무릎을 모으듯이 안쪽에 힘을, 다리는 무릎을 벌리듯이 바깥쪽에 힘을 넣는다. 허벅지는 물론 팔까지 가늘어진다.

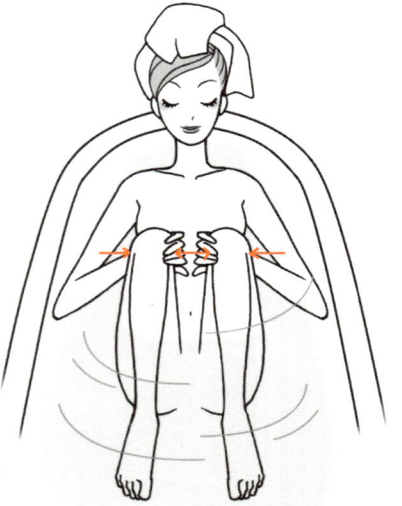

반대로 손은 무릎을 벌리듯이 바깥쪽에, 다리는 무릎을 모으듯이 안쪽에 힘을 넣는다.

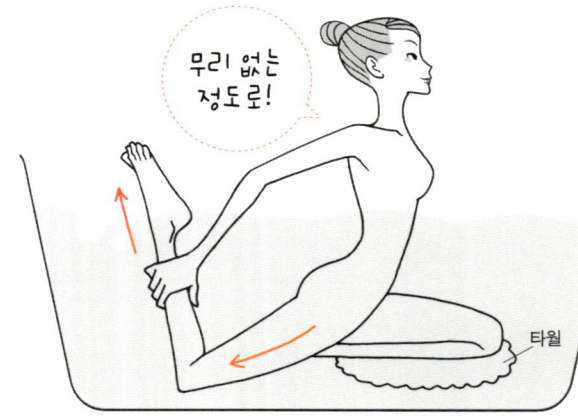

무리 없는 정도로!

타월

바닥에 타월을 깔아 그곳에 한쪽 무릎을 대고, 다른 쪽 다리를 한 손으로 잡고 허벅지를 늘여준다. 양쪽 다리를 똑같이 실시한다.

발목이 가늘어지는 트레이닝

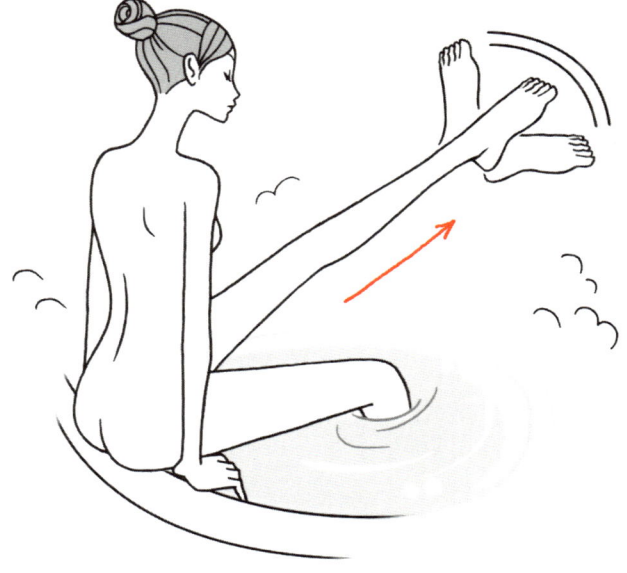

욕조 가장자리에 엉덩이를 걸치고 한쪽 다리를 똑바로 뻗어서 발목을 빙글빙글 돌린다. 한쪽 다리에 15초씩 실시한다.

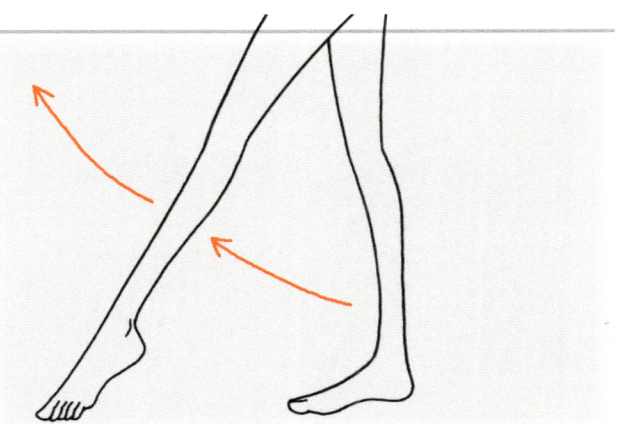

똑바로 선 자세에서 물 속에서 킥을 하듯이 무릎 아래를 기운차게 위로 들어올린다. 이때 발끝까지 똑바로 편다.

엉덩이를 탄력 있게 올려준다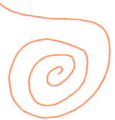

길을 가다 보면 유난히 뒷모습이 아름다운 여성을 만날 수 있다. 앞 모습은 거울을 보면서 가꿀 수 있지만 뒷모습까지 매력적인 그녀가 어떤 사람일지 궁금해진다.

사람은 뒷모습도 중요하다고 한다. 남들은 자신도 보지 못하는 뒷모습을 통해 그 사람의 사는 방식, 생활 태도, 성격까지 짐작하기 때문이다.

그런데 이런 뒷모습의 아름다운 선은 결국 엉덩이가 좌우한다. 엉덩이가 처져 있으면 산뜻하고 단정한 느낌을 주지 못한다. 이 동작을 하다 보면 엉덩이가 탄력 있게 올려가서 다리도 길어 보일 것이다.

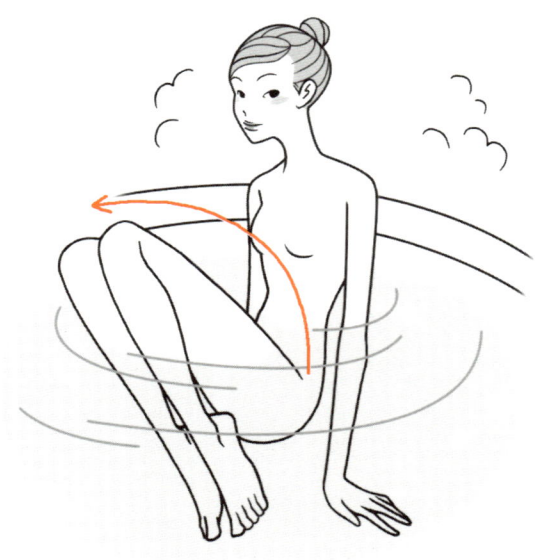

양손을 욕조 바닥에 대고, 엉덩이를 들어서 양쪽 무릎을 좌우로 움직인다. 30초 정도 움직인다.

엉덩이를 올려주는 스트레칭

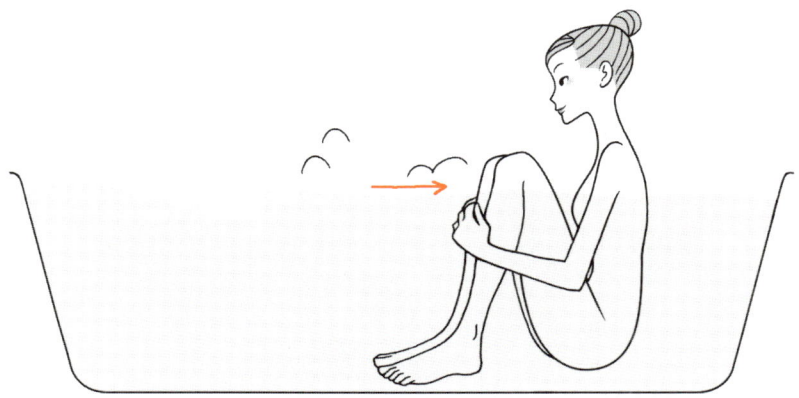

욕조에 앉아 무릎을 가볍게 구부리고 복근으로 무릎을 가슴 쪽으로 당겨 손으로 껴안는다.

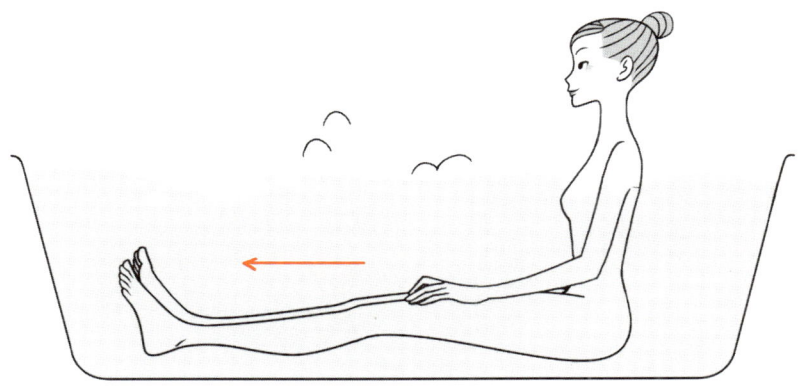

다리를 쭉 펴준다. 이 동작을 반복한다. 엉덩이를 탄력 있게 올려줄 뿐만 아니라, 배와 다리까지 날씬해진다.

● 골반을 바로잡는 스트레칭 ●

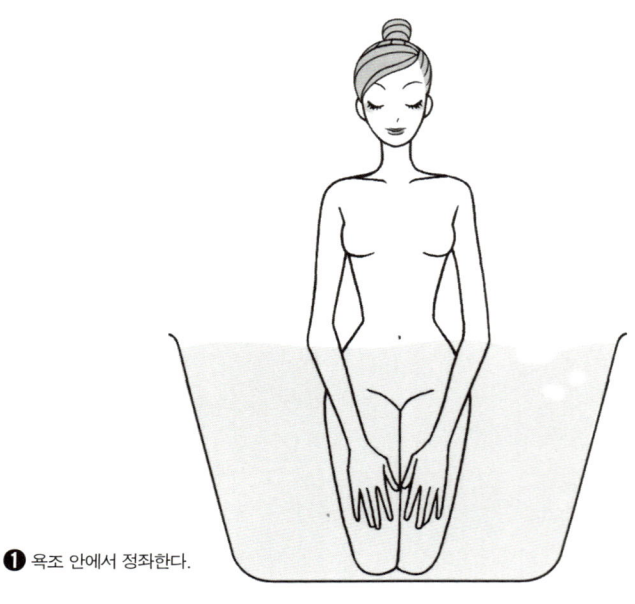

❶ 욕조 안에서 정좌한다.

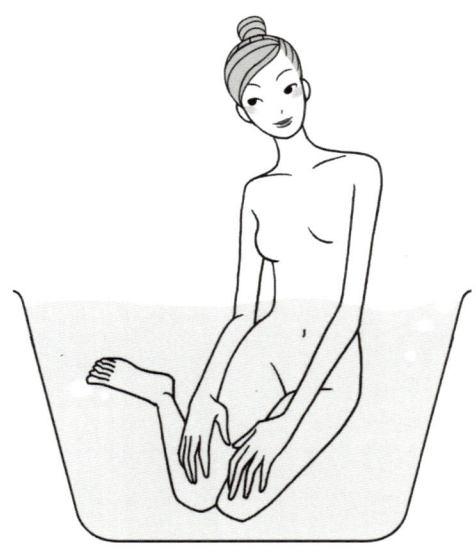

❷ 숨을 내쉬면서 한쪽 엉덩이를 떼고, 그와 동시에 상체를 역방향으로 비튼다.
반대쪽 엉덩이로 바꿔서 같은 방법으로 운동을 한다.

팔뚝을 가늘게 한다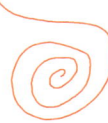

스포츠 선수가 수영과 물 속에서 걷기훈련을 하는 것을 보면 물 속에서 하는 운동이 근육단련에 효과가 크다는 것을 충분히 짐작할 것이다. 물의 저항 때문에 공기 중에서 몸을 움직일 때보다 더 큰 운동효과를 얻을 수 있기 때문이다.

욕탕에서도 물의 저항을 잘 이용한다면 효율적으로 팔뚝살을 뺄 수 있다. 욕조 속에서 다음 동작을 따라서 해보자. 한번 두꺼워지면 좀처럼 원상태로 돌아오지 않는 팔뚝살도 이 동작을 하다 보면 가늘어질 것이다.

매끈한 팔을 만드는 트레이닝

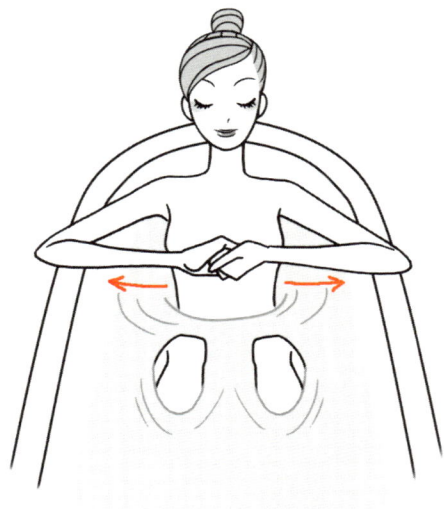

손을 겹쳐서 좌우로 당긴다. 팔꿈치부터 손목, 어깨에 힘을 넣는 것을 느끼자!

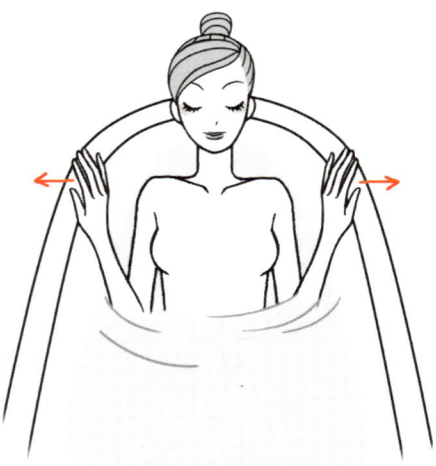

양 손바닥을 욕조에 대고 5초간 밀어준다.
여러 번 반복한다.

● 어깨선이 아름다워지는 물 퍼내기 트레이닝 ●

물을 가득 채운 바가지 무게는 2킬로그램 정도로 꽤 무겁다. 이 운동을 10회 정도 하면 덤벨체조 이상의 효과가 있다.

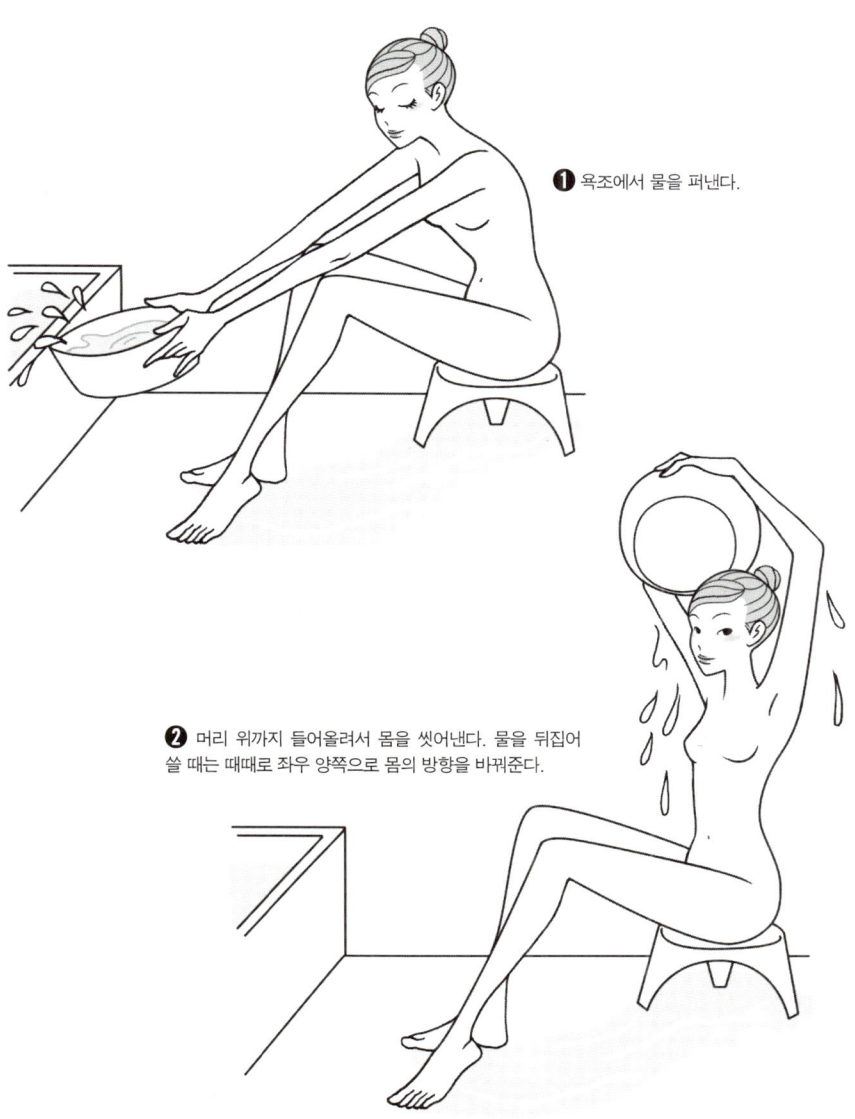

❶ 욕조에서 물을 퍼낸다.

❷ 머리 위까지 들어올려서 몸을 씻어낸다. 물을 뒤집어 쓸 때는 때때로 좌우 양쪽으로 몸의 방향을 바꿔준다.

가슴을 볼륨 있게 하는 세숫대야 스트레칭

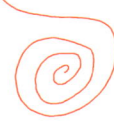

몸을 편안히 풀어주면서 스트레칭을 할 수 있는 것도 반신욕 다이어트만의 장점이다.

욕조에 들어가 편한 자세를 취하면 스트레스가 후련하게 풀리고, 몸을 잘 덥히면 혈액 흐름이 좋아져서 하루의 피로가 말끔히 날아간다.

이때 스트레칭으로 몸을 풀어주면 피로회복에 더욱 효과적이다. 목욕은 습관을 들여서 매일 하도록 하자. 탕 속에서 흘린 땀은 샤워로 금방 상쾌해진다. 지금까지 매번 다이어트를 하다가 실패한 사람도 쉽게 시도할 수 있는 매력이 있다.

나이가 들면 가슴이 조금씩 처져 원래의 예쁜 모양을 잃게 된다. 피부에 탄력이 없어지고 가슴을 떠받치는 근육이 약해지기 때문이다. 집에서 흔히 쓰던 세숫대야를 이용해서 노젓기를 해보자. 탱탱하면서도 부드러운 가슴선을 갖게 될 것이다.

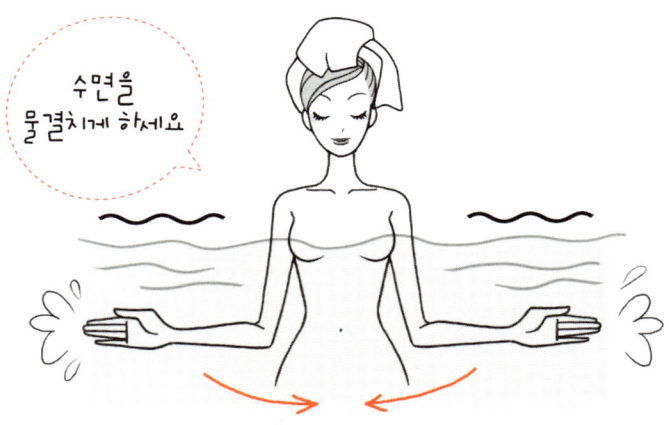

▲ **가슴을 모아주는 트레이닝** 물 속에서 양팔을 굽혀서 벌렸다 모았다 합니다. 물의 저항을 의식하면서 기세 좋게 하는 것이 요령이다. 팔이 가늘어지고 가슴을 예쁘게 모아줄 것이다.

가슴에 탄력을 주는 세숫대야 스트레칭

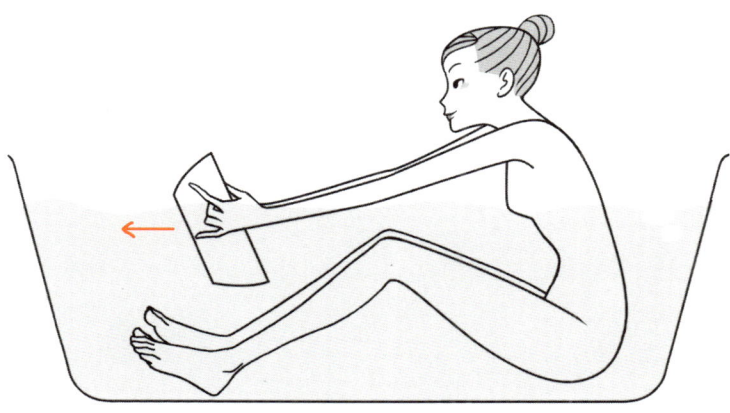

❶ 욕조 안에 앉아 무릎을 가볍게 구부리고, 발을 바닥에 붙인다.
탕 속에서 양 손으로 물통을 꽉 잡는다.

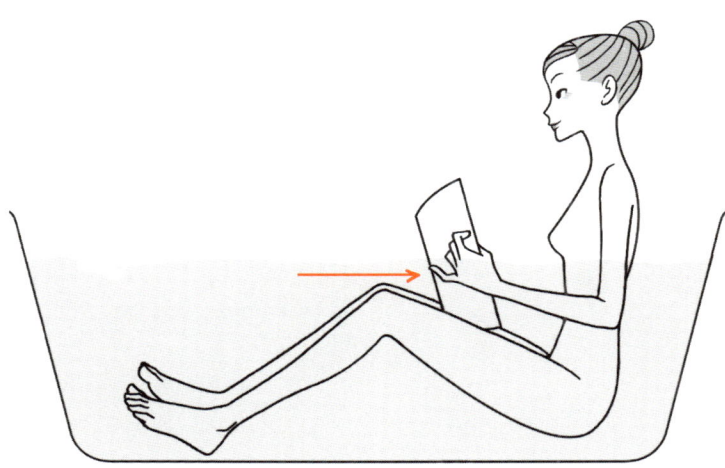

❷ 노를 젓는 느낌으로 힘을 주어 무릎을 구부렸다 펴면서 4초 정도 물통을
앞쪽으로 끌어당기거나 반대쪽으로 밀어낸다. 이 동작을 하다 보면 가슴선이
예뻐지고 팔과 등의 군살도 빠진다.

자세를 바로잡아 등살을 빼다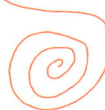

"일하다 보면 나도 모르게 자세가 구부정해진다." "평소 다리를 잘 꼬고 앉는 편이다."

이런 사람일수록 등에 살이 붙기 쉽다. 자세가 바르지 못하기 때문이다. 대개 좋지 않은 자세나 습관 등으로 척추가 S자형으로 굽어지면서 등에 살이 찌기 시작한다고 한다. 척추가 굽거나 휘게 되면 혈액의 흐름이 원활하지 못해 살이 붓게 되고 휜 쪽으로 균형을 맞추기 위해 살이 많이 찐다는 것이다.

등이 굽으면 건강에도 좋지 않을 뿐더러 옷을 입어도 옷맵시가 살아나지 않는다. 남들이 보기에도 자신감이 없어 보이므로 항상 의식적으로 자세를 바로 하는 습관을 들이도록 하자.

등살을 빼주는 반신욕 스트레칭을 하면서 자세를 바로잡도록 하자. 이 운동은 평상시에도 하면 좋다. 자세를 바로잡는 습관을 들이면 아름다운 뒷모습을 연출할 수 있다.

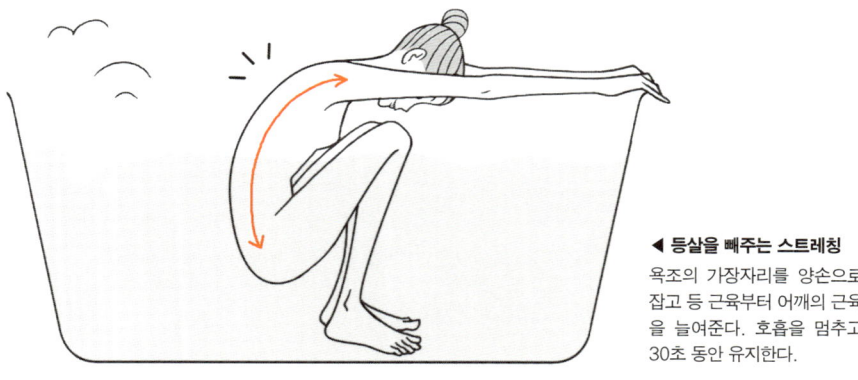

◀ **등살을 빼주는 스트레칭**
욕조의 가장자리를 양손으로 잡고 등 근육부터 어깨의 근육을 늘여준다. 호흡을 멈추고 30초 동안 유지한다.

● 허리가 좋아지는 스트레칭 ●

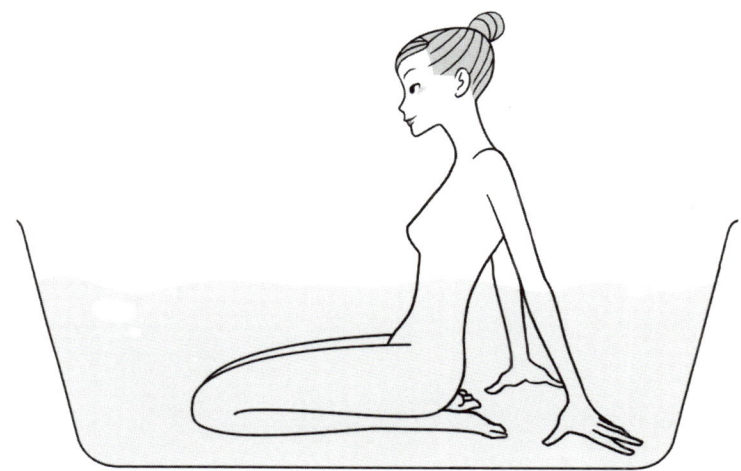

❶ 욕조 안에서 정좌한다. 양손을 뒤쪽에 붙여 몸을 지탱하고, 발등에서 정강이에 걸쳐 15초간 지그시 펴는 동작을 취해준다.

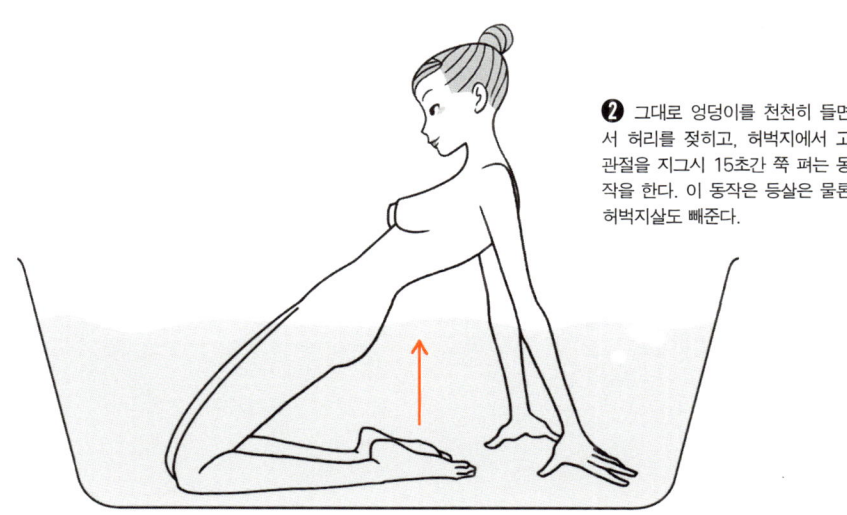

❷ 그대로 엉덩이를 천천히 들면서 허리를 젖히고, 허벅지에서 고관절을 지그시 15초간 쭉 펴는 동작을 한다. 이 동작은 등살은 물론 허벅지살도 빼준다.

허리가 잘록해지는 샴푸 스트레칭

몸을 구석구석 씻고 있으면 생각 이상으로 손과 발을 움직이게 된다. 있는 힘껏 손을 뻗어서 등을 씻는다든가, 상체를 깊이 구부려서 발을 씻는다든가 하는 동작이 그렇다. 특히 손이 잘 닿지 않는 부분을 씻을수록 동작이 커져서 효과 만점이다.

이러한 씻는 동작을 조금만 연구해보면 다이어트에 매우 효과적인 것을 알 수 있다.

등을 씻을 때에는 바디 브러쉬를 사용하지 말고 손을 힘껏 뻗어서 씻는다. 그리고 다리를 들어올린다든가 허리를 틀어주는 등 몸을 씻을 때 평소보다 약간 더 크게 몸을 움직여주는 것이 좋다.

하나, 둘, 하나, 둘 하고 소리를 내면 리듬이 붙어서 즐겁게 씻을 수 있다.

앉아서 하는 스트레칭을 적극 활용하자!

몸을 씻으면서 스트레칭을 할 때에는 넘어지지 않도록 주의한다. 비눗물이 바닥에 지천이므로 발이 미끄러지기 쉽다.

목욕탕에서 운동을 할 때에는 가능하면 '앉아서 할 수 있는 스트레칭'을 선택한다. 넘어질 걱정이 줄어들어 안심하고 몸을 움직일 수 있다.

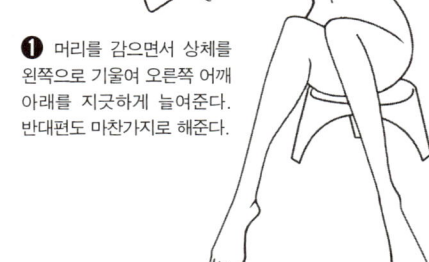

❶ 머리를 감으면서 상체를 왼쪽으로 기울여 오른쪽 어깨 아래를 지긋하게 늘여준다. 반대편도 마찬가지로 해준다.

▲ 허리 라인을 살려주는 샴푸 스트레칭

● 어깨선이 예뻐지는 수건 스트레칭 ●

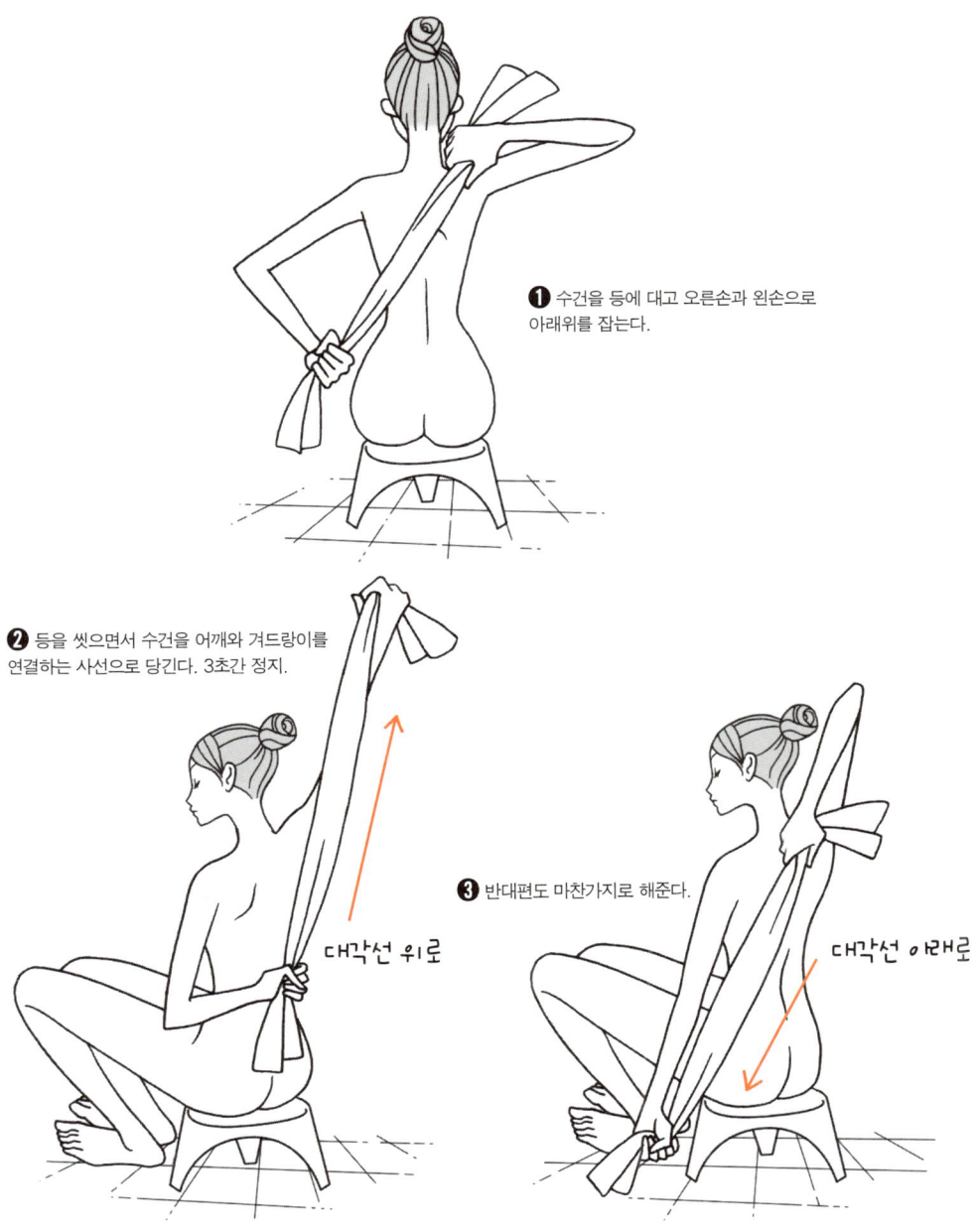

❶ 수건을 등에 대고 오른손과 왼손으로 아래위를 잡는다.

❷ 등을 씻으면서 수건을 어깨와 겨드랑이를 연결하는 사선으로 당긴다. 3초간 정지.

❸ 반대편도 마찬가지로 해준다.

대각선 위로

대각선 아래로

몸 안에 독소를 없애주는 거품 마사지

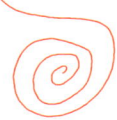

몸을 씻을 때 반드시 알아야 할 것들

몸을 씻을 때에도 몇 가지 규칙이 있다. 이번 기회에 올바르게 씻는 법을 잘 기억해두자.

● 땀으로 노폐물이 떠오르게 하자

욕실에 들어가면 바로 몸을 씻는 것이 아니라, 일단 탕에 들어가서 지긋이 땀이 흐르게 한다. 땀과 함께 모공 깊숙한 곳의 때나 노폐물이 부풀어서 떠오르게 된다. 그런 후에 몸을 씻으면 말끔하게 제거할 수 있다.

● 비누 거품을 잘 내도록 한다

비누 거품을 잘 내지 않고 그대로 쓱쓱 문질러 씻으면 때나 노폐물이 잘 제거되지 않는 경우가 종종 있다. 몸을 깨끗하게 씻고 싶다면 비누 거품을 내서 거품으로 씻는 것이 요령이다. 거품의 흡인력으로 노폐물이 쏙 빠지게 된다.

● 마사지하듯 씻기

몸을 씻을 때에는 손끝과 발끝 등 신체의 끝부분부터 씻는다. 이때 손과 스펀지로 빙글빙글 원을 그리듯이 문지르면 마사지 효과가 생겨서 혈액순환을 높여준다. 혈액순환이 좋아지면 땀이 흘러나와 노폐물이 빠지기 쉬운 상태가 된다.

● 쓰다듬듯이 씻는다

살갗을 너무 강하게 밀면 각질층이 상처를 입어 피부건조와 여드름의 원인이 된다. 살갗을 씻을 때에는 거품을 몸에 듬뿍 묻혀서 손과 스펀지로 부드럽게 씻는 것이 좋다.

● 노화를 방지하려면 '아래에서 위로' 씻자

몸을 씻을 때에는 아래에서 위로, 즉 심장을 향해서 씻는 것이 기본이다. 특히 가슴에서 머리까지는 가슴의 탄력을 유지시키는 근육이 있기 때문에 반드시 '아래에서 위로' 씻는 원칙를 지켜야만 한다. 그래야 가슴이 처지는 것과 노화작용을 방지할 수 있다.

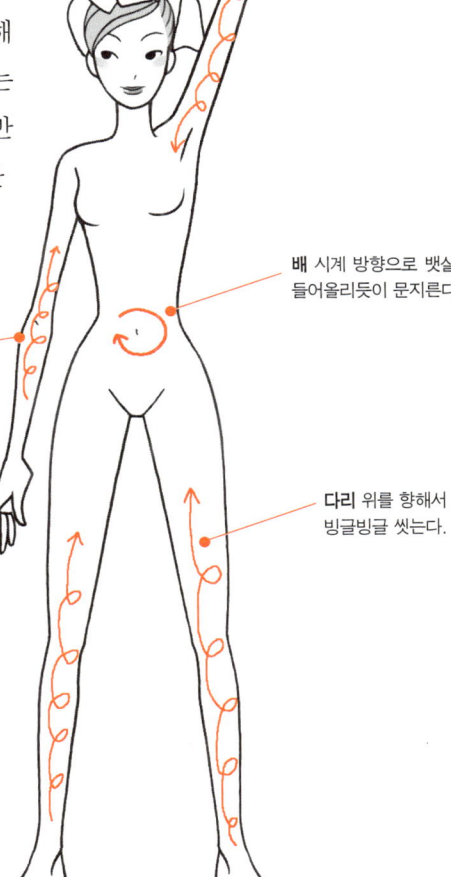

배 시계 방향으로 뱃살을 들어올리듯이 문지른다.

팔 손끝부터 심장을 향해서 빙글빙글 씻는다.

다리 위를 향해서 빙글빙글 씻는다.

▲ 마사지하듯 씻기

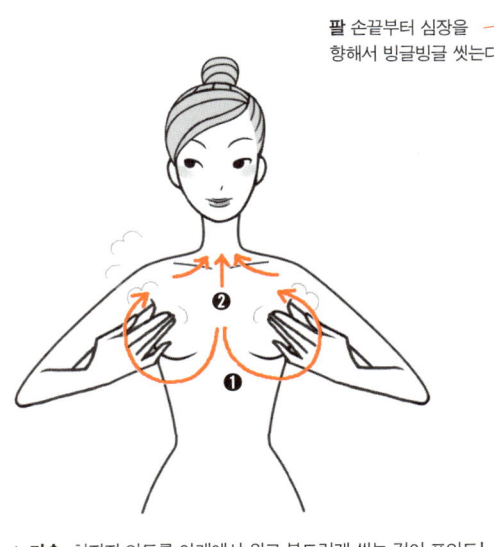

▲ **가슴** 처지지 않도록 아래에서 위로 부드럽게 씻는 것이 포인트!

하반신이 날씬해지는 림프 마사지

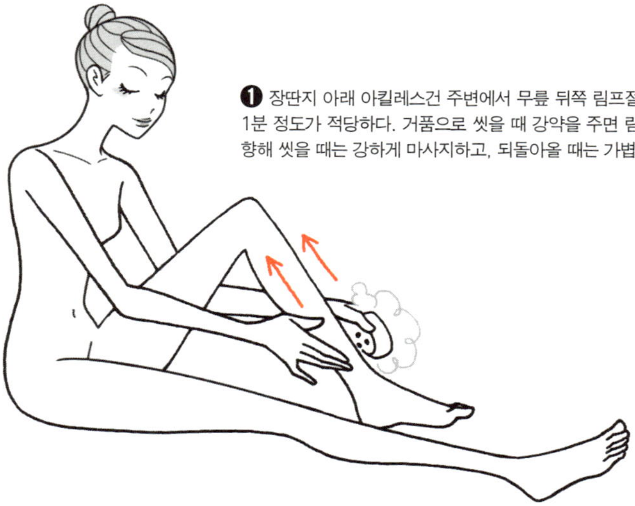

❶ 장딴지 아래 아킬레스건 주변에서 무릎 뒤쪽 림프절을 향해 조금 강하게 씻는다. 1분 정도가 적당하다. 거품으로 씻을 때 강약을 주면 림프 마사지가 된다. 심장 쪽을 향해 씻을 때는 강하게 마사지하고, 되돌아올 때는 가볍게 씻어낸다.

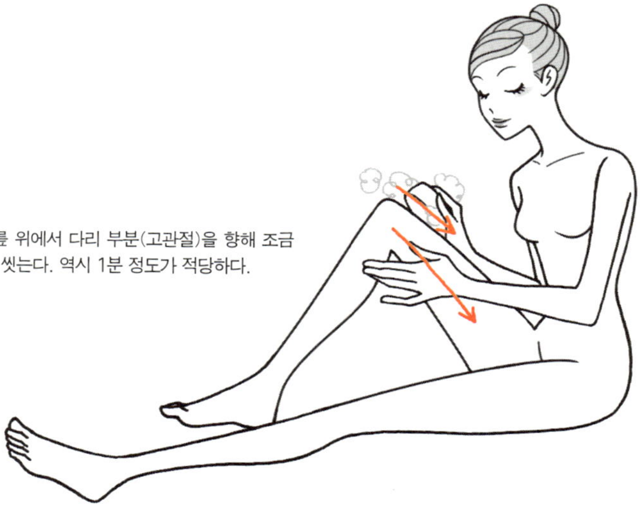

❷ 무릎 위에서 다리 부분(고관절)을 향해 조금 강하게 씻는다. 역시 1분 정도가 적당하다.

상반신이 예뻐지는 림프 마사지

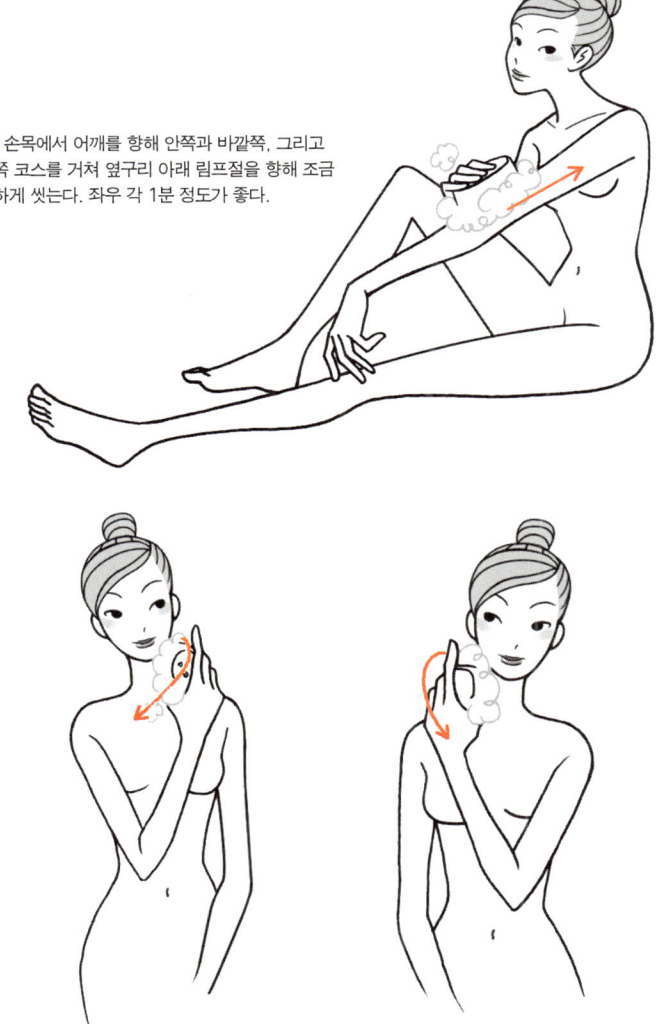

❶ 손목에서 어깨를 향해 안쪽과 바깥쪽, 그리고 양쪽 코스를 거쳐 옆구리 아래 림프절을 향해 조금 강하게 씻는다. 좌우 각 1분 정도가 좋다.

❷ 목 뒤쪽 어깨에서 쇄골을 향해 조금 강하게 씻는다. 좌우 각 1분 정도가 좋다.

반신욕 후에 하는 수건 스트레칭

목욕을 끝낸 후에는 느긋하게 몸을 쉬는 것이 기본이다. 그러나 아직 체력에 여유가 있거나, 등과 허리의 결림이 풀리지 않은 경우에는 수건을 이용해서 간단하게 할 수 있는 수건 스트레칭을 해보자.

자기 전에 몸에 결림과 피로가 남아 있으면 수면 중의 대사활동이 나빠져서 지방을 효율적으로 태울 수 없다.

그런 의미에서라도 수면 전의 스트레칭은 다이어트에 효과적이다. 다만, 지치지 않을 정도로 몸을 늘여주는 것이 좋다. 등과 허리, 목 등을 잘 스트레칭해서 혈액순환을 좋게 해주면 몸이 더욱 따뜻해져서 잠이 잘 오지 않는 사람에게 적극 추천할 만하다.

땀을 흘리지 않는 정도로 가볍게 한다

입욕 후의 스트레칭은 무리를 하지 않도록 주의한다. 목욕해서 몸을 깨끗하게 했는데 스트레칭을 너무 많이 해서 땀을 뚝뚝 흘려버리면 의미가 없다. 또 스트레칭에 너무 열중해서 잠이 달아나버리면 역효과이다. 스트레칭을 하다가 조금이라도 졸리면 바로 자도록 한다. 이렇게 가벼운 마음으로 해도 상관없는 것이 입욕 후의 스트레칭이다.

입욕 후의 수건 스트레칭 ①
수건으로 머리카락을 닦으면서 양손으로 위에서부터 2~3회 누른다. 목이 늘어나서 편해진다.

입욕 후의 수건 스트레칭 ②

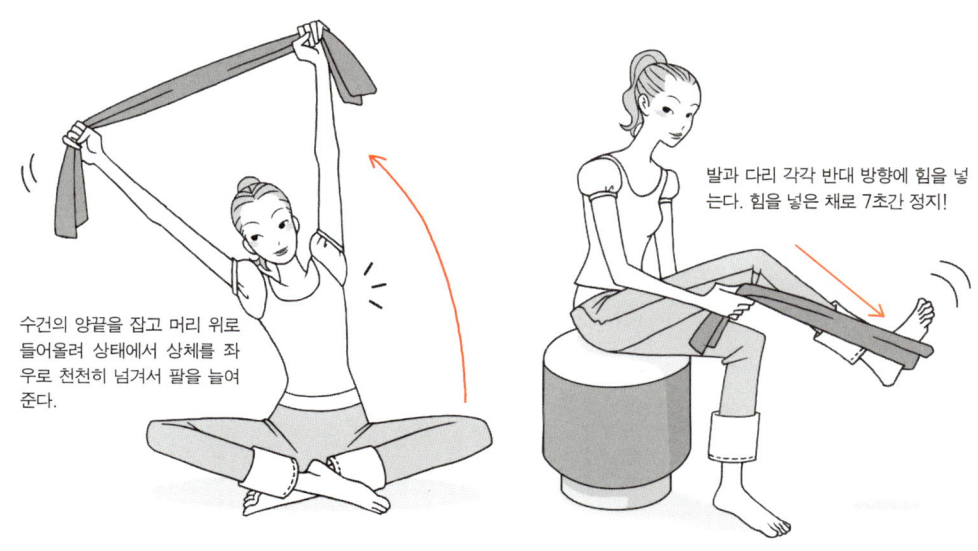

수건의 양끝을 잡고 머리 위로 들어올려 상태에서 상체를 좌우로 천천히 넘겨서 팔을 늘여 준다.

발과 다리 각각 반대 방향에 힘을 넣는다. 힘을 넣은 채로 7초간 정지!

입욕 후의 수건 스트레칭 ③

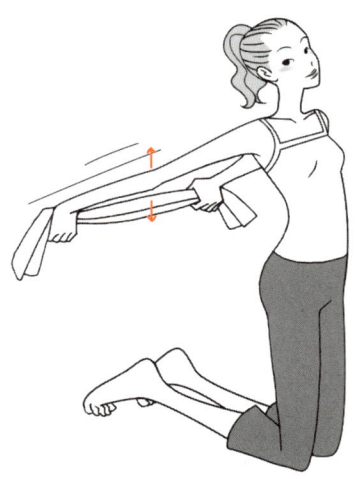

수건 양끝을 잡고 등에 힘을 주고 어깨 높이에서 아래위로 움직인다. 몸을 반대로 하는 듯한 느낌으로 실시한다.

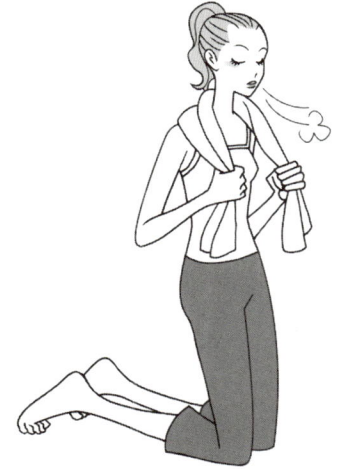

아래위로 여러 번 움직인 다음 잠시 휴식하고, 다시 한 번 도전! 등에서 아래위로 움직이는 것은 4~5센티미터 정도가 좋다.

편안한 잠을 부르는 침대 스트레칭

입욕 후의 수건 스트레칭 외에 침대에서 간단히 할 수 있는 스트레칭을 소개한다. 자기 전의 스트레칭은 편하게 몸을 뻗으면서 피로를 풀어서 수면 중의 대사활동을 원활하게 하는 것이 목적이다.

습관을 들여 매일 하면 몸이 유연해져서 아름답고 건강한 몸 만들기에 도움이 된다. 뿐만 아니라 냉병과 부종 예방, 긴장완화 등 일석이조의 효과가 있다. 혈액순환을 높여서 몸을 따뜻하게 하기 때문에 숙면을 취하는 데에도 도움이 된다.

입욕 후의 스트레칭처럼 너무 많이 해서 지쳐버리지 않게 주의하면서 기분 좋게 몸을 뻗어보자.

올바른 수면으로 자율신경을 조화롭게

우리 몸은 심장을 움직이거나 호흡을 하는 것처럼 운동을 하지 않아도 많은 에너지를 소비한다. 이처럼 무의식중에 이루어지는 몸의 활동을 컨트롤하는 것이 자율신경이다.

하지만 스트레스와 피로가 쌓여 자율신경의 움직임이 둔해지면 이러한 활동들이 둔해져서 지방을 쉽게 연소시킬 수 없게 된다.

자율신경의 활동을 조화롭게 유지하기 위해서는 양질의 수면이 중요하다. 특히 저녁 10시에서 새벽 2시 사이에는 세포의 교체가 활발해지기 때문에 그 시간대에는 반드시 자도록 한다. 잠들기 직전의 가벼운 스트레칭은 몸을 따뜻하게 해서 잠이 쉽게 오는 효과도 있다.

● 다리 흔들흔들 체조 ●

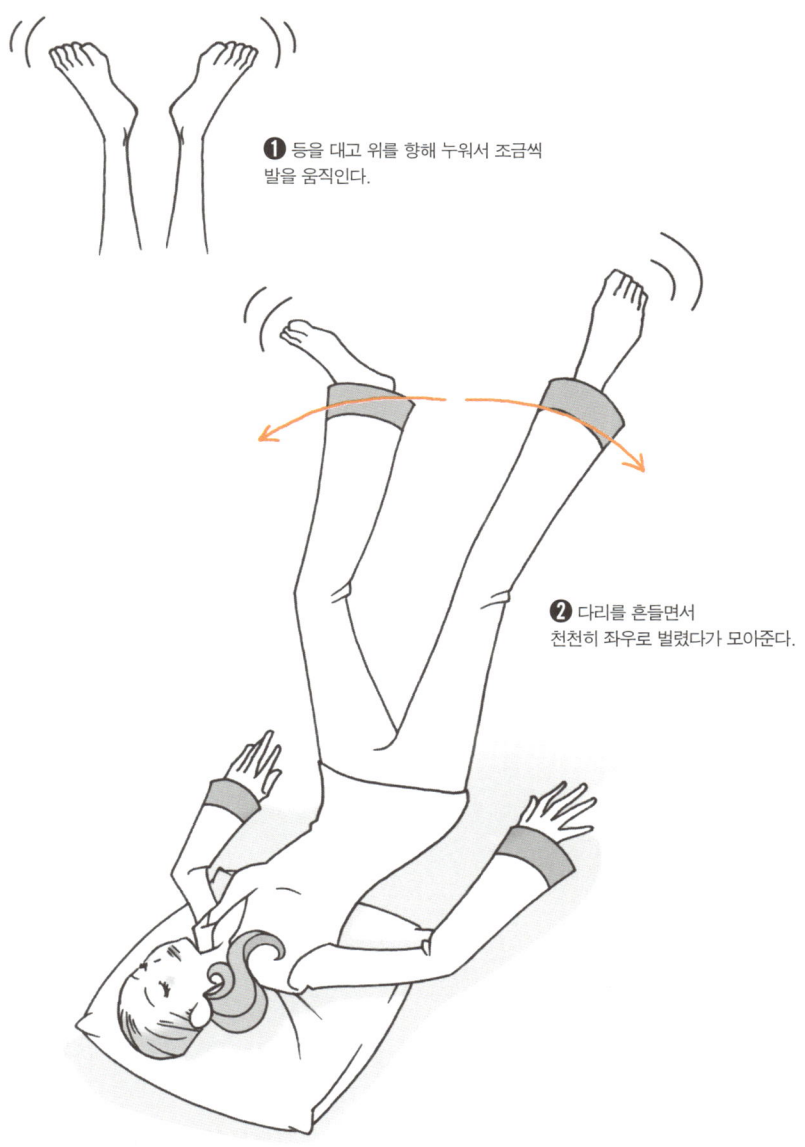

❶ 등을 대고 위를 향해 누워서 조금씩 발을 움직인다.

❷ 다리를 흔들면서 천천히 좌우로 벌렸다가 모아준다.

편안하게 깊이 잠드는 방법

쾌적하게 자기 위해서는 무엇보다 방을 어둡게 한다. 책을 읽을 수 있을 정도의 밝기보다 방이 밝으면 잠들게 만드는 멜라토닌이라는 호르몬 분비가 줄어들어 수면의 질이 나빠진다.

또 여성에게 많이 나타나는 증상으로 손발이 차면 잠들기가 힘들어진다. 목욕탕에서는 38~40도의 미지근한 물에 20~30분간 느긋하게 들어가서 손발을 충분히 따뜻하게 해준다. 입욕 후에도 몸이 식지 않도록 조심하는 것이 중요하다.

수면 직전의 적당한 스트레칭은 혈액순환을 좋게 해서 손발의 차가움을 방지해 준다. 손발이 차서 안절부절못하는 사람은 이불 속에서 손발을 서로 비비는 마사지가 좋다.

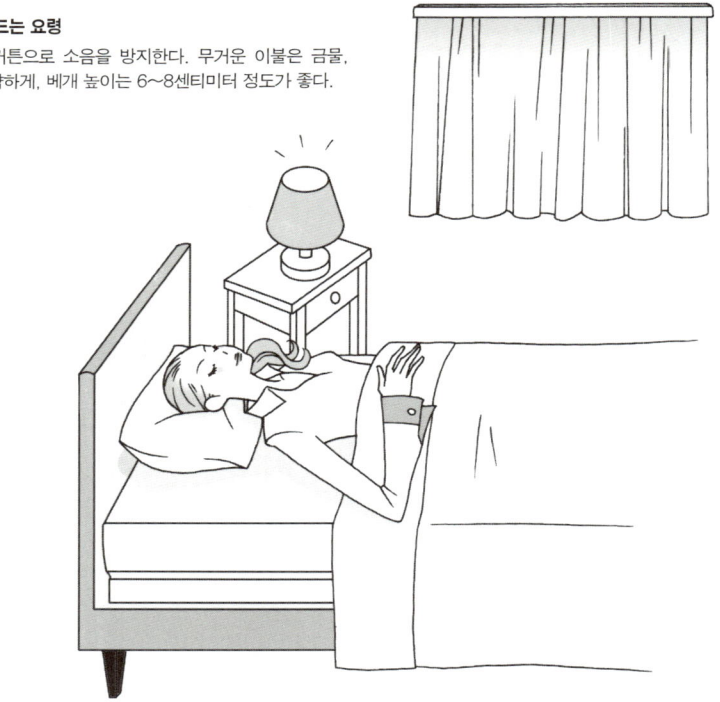

▼ 푹 잠드는 요령
두꺼운 커튼으로 소음을 방지한다. 무거운 이불은 금물, 밝기는 약하게, 베개 높이는 6~8센티미터 정도가 좋다.

침대에서 할 수 있는 간단한 스트레칭

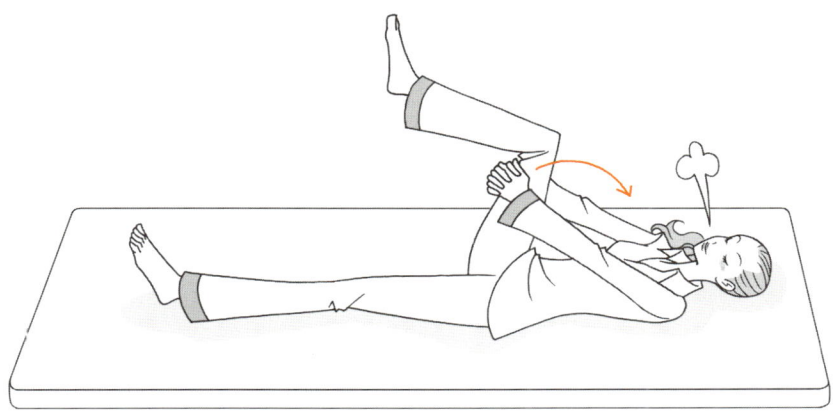

다리를 양손으로 안고 숨을 내쉬면서 가슴 쪽으로 쭉 잡아당겨서 20초간 정지. 반대쪽 다리도 똑같이 실시한다.

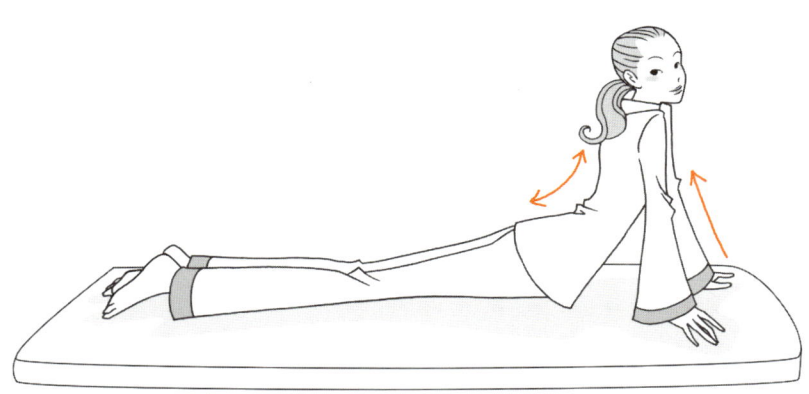

엎드려서 천천히 상체를 들어올린다. 등을 반대로 한다는 느낌으로 상체를 들어올려 20초간 정지.

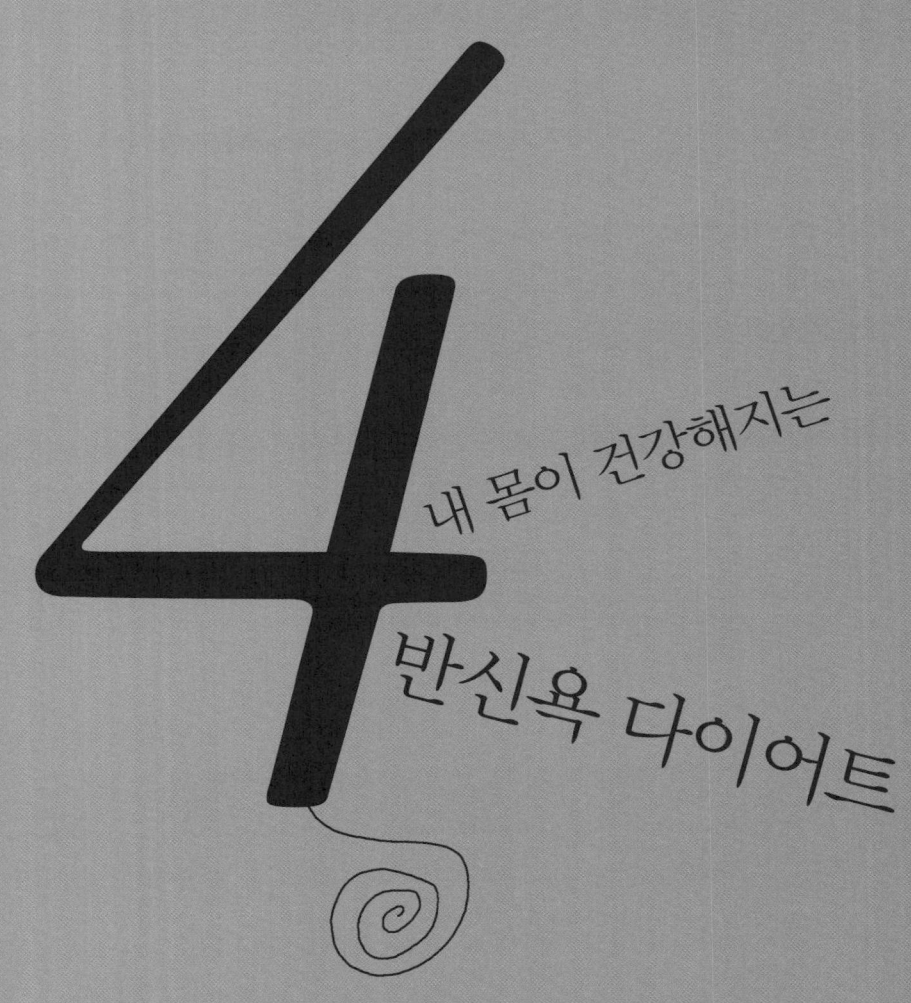

4 내 몸이 건강해지는 반신욕 다이어트

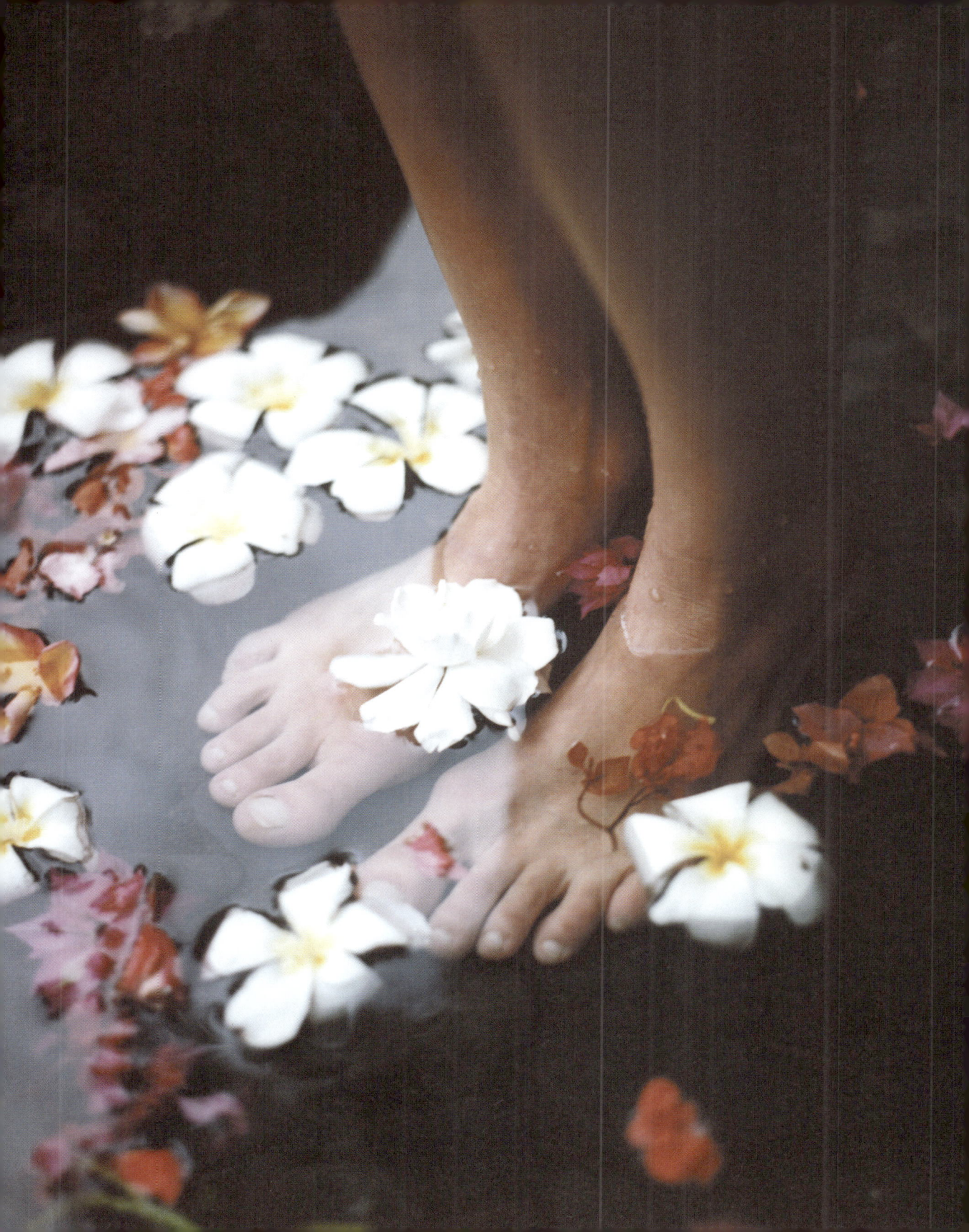

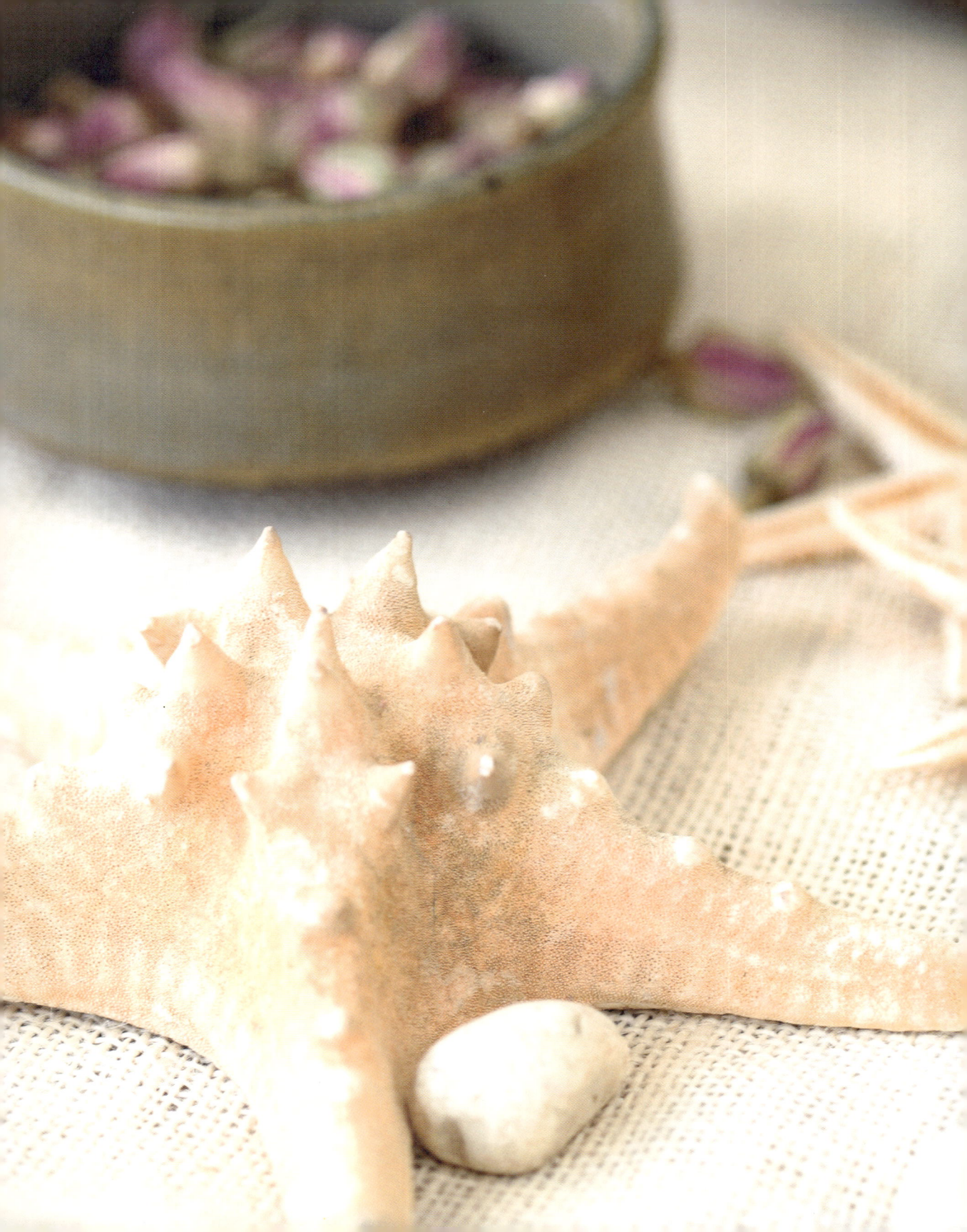

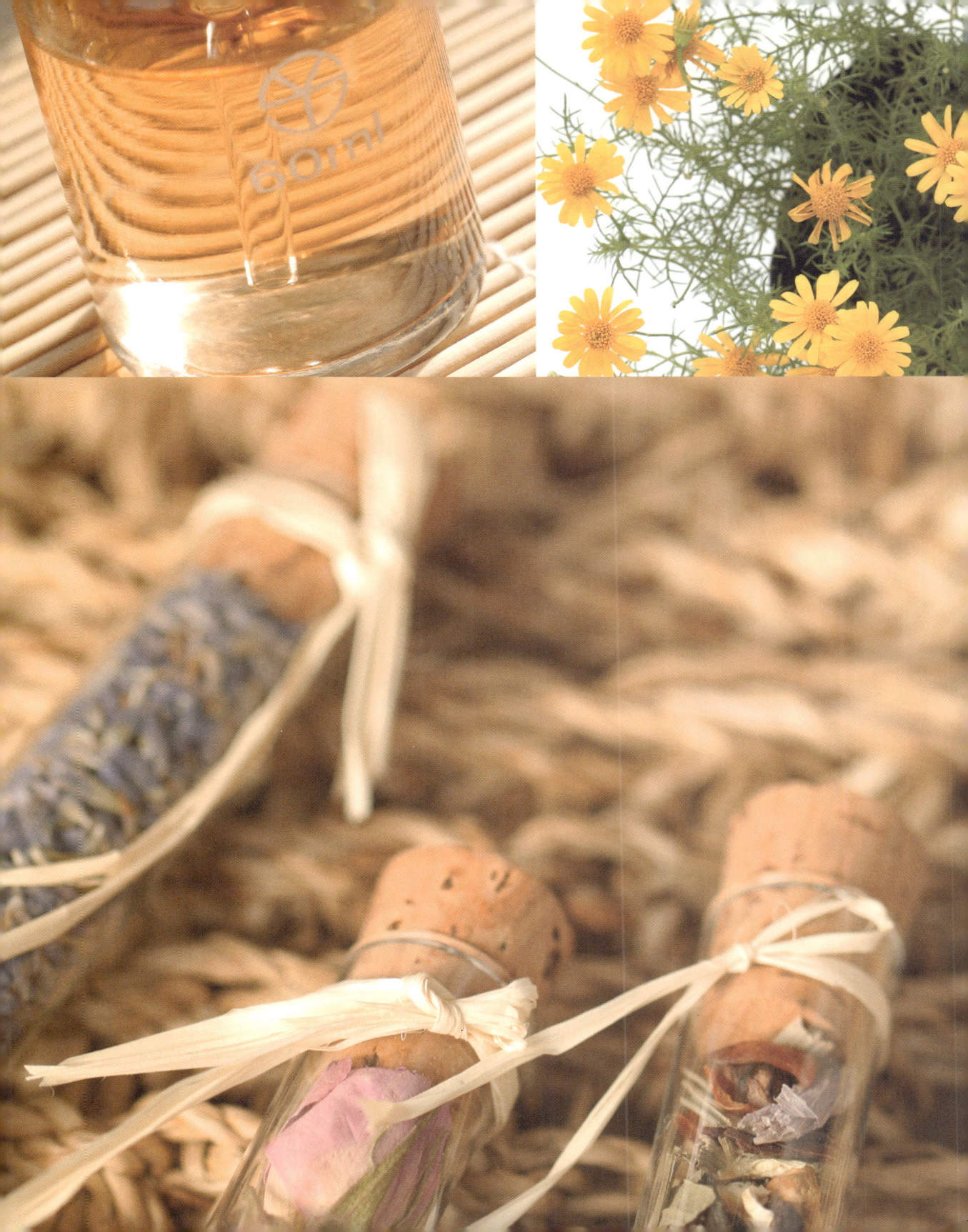

상황별로 즐기는
5가지 건강 목욕법

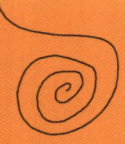

목욕법에는 여러 방법이 있다. 동양에서는 오랜 옛날부터 어깨까지 확실하게 푹 담그는 전신욕을 선호해왔다. 그 때문인지 대중탕이든 일반 가정의 욕조든 어깨까지 푹 잠기는 형태가 많다.

그러나 입욕의 종류는 가슴 아래까지 담그는 반신욕, 족욕, 수욕(手浴), 안욕(顔浴) 등 여러 가지 방법이 있다. 이것을 통틀어 부분욕이라고 한다. 부분욕은 제각각 목욕법과 효과가 다르므로 잘 기억해두자.

부분욕을 올바로 하면 전신욕과 비슷한 정도의 혈액순환 효과를 볼 수 있고, 목적에 따라 몸 관리를 할 수 있는 장점이 있다.

반신욕 ● 몸을 따뜻하게 하는 효과가 크다!

목욕할 때에는 명치 아랫부분을 탕에 담그는 '반신욕'을 추천하고 싶다. 어깨까지 담그는 전신욕은 상당한 수압을 받게 되므로 심장에 부담이 크고, 오랫동안 탕에 있을 수 없다. 인간의 몸은 잘 만들어져서 하반신을 따뜻하게 하는 것만으로도 전신의 혈액순환이 좋아진다. 구태여 전신욕을 할 필요는 없다.

반신욕은 몸을 따끈따끈하게 덥혀주는 효과가 있어서 땀도 많이 흘릴 수 있다. 하반신을 쭉 뻗어서 긴장을 풀고 목욕을 해보자.

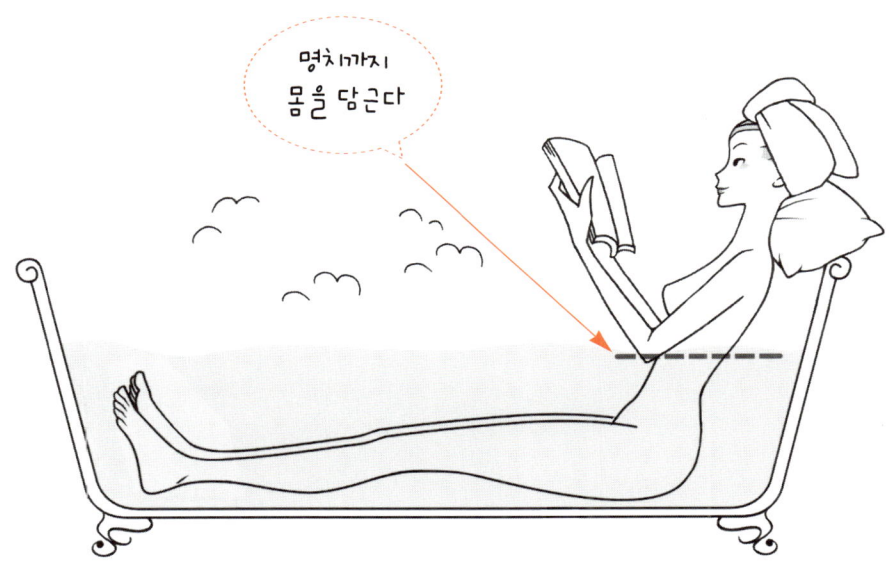

▲ **반신욕은 명치까지** 반신욕은 몸에 부담을 주지 않는다.

전신욕 ● 고온 반복욕이 좋다

반신욕이 목욕에 좋기는 하지만, 때로는 '전신욕'도 효과를 발휘한다.

앞에서 소개한 '고온 반복욕'을 할 때에는 어깨까지 완전히 물 속에 담그는 전신욕이 신진대사를 높여서 다이어트에 효과적이다.

또한 목까지 푹 담그면 목과 어깨에 직접 열이 전달되기 때문에 목과 어깨가 결리는 사람에게 효과가 있다.

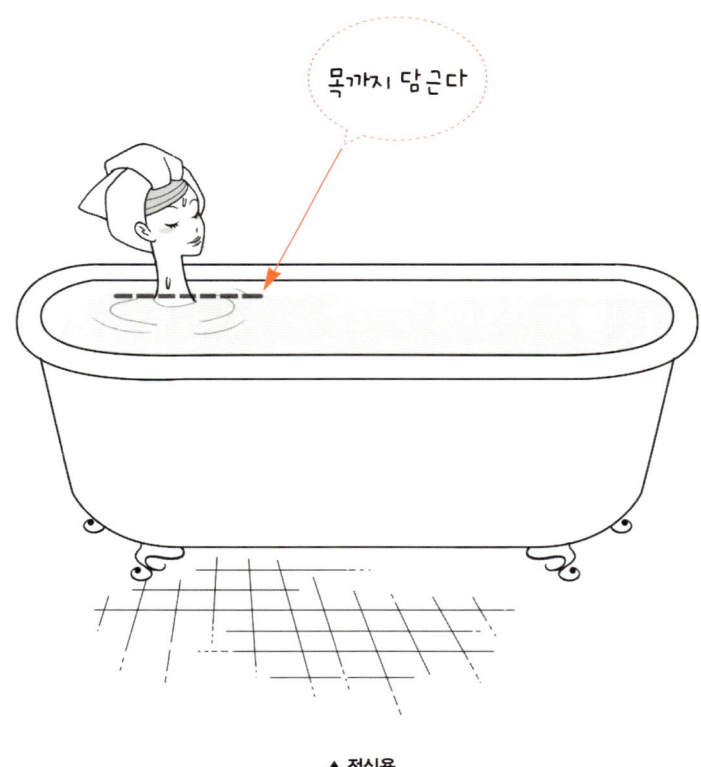

▲ 전신욕

족욕 ● 발의 피로를 풀어준다

오래 서 있어서 발이 피곤하거나, 붓거나, 발이 차가워 잠들지 못할 때 '족욕'이 좋다. 발을 따뜻하게 하는 것만으로도 전신의 혈액순환이 좋아지기 때문에 몸 전체가 따뜻해져서 기분이 좋아진다.

족욕은 TV를 보면서, 책을 읽으면서, 전화를 하면서 언제나 손쉽게 할 수 있는 장점이 있다. 42도 정도의 뜨거운 물을 세숫대야나 양동이에 넣고 차분하게 발을 따뜻하게 해준다. 도중에 발가락과 발꿈치를 움직이면 혈액순환이 더욱 높아져서 피로와 부기가 풀린다.

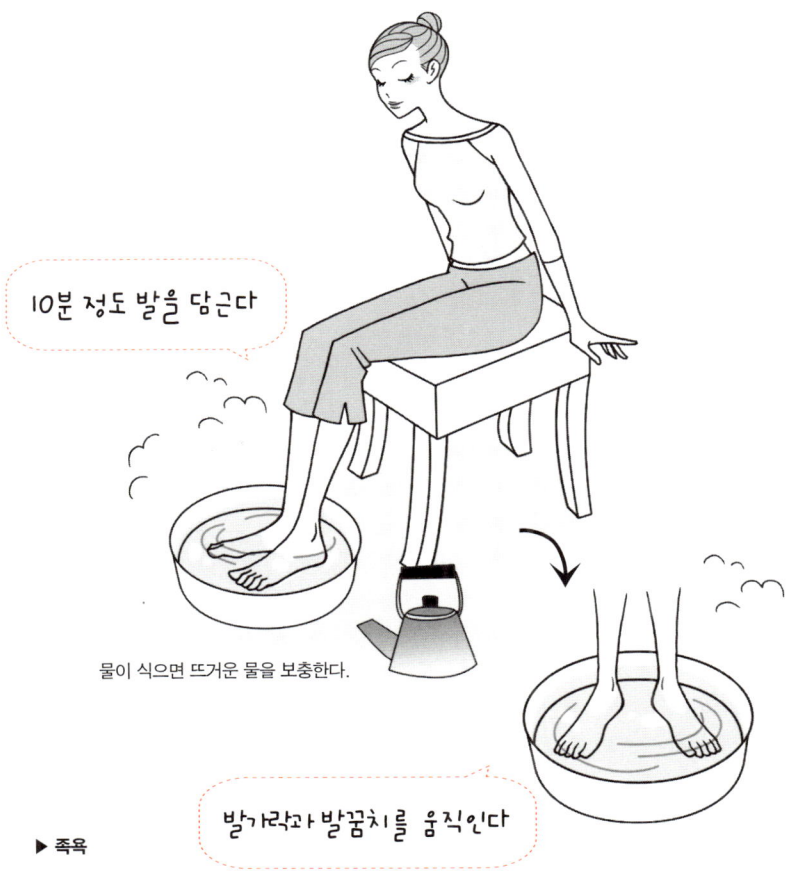

10분 정도 발을 담근다

물이 식으면 뜨거운 물을 보충한다.

발가락과 발꿈치를 움직인다

▶ 족욕

수욕 ● 어깨와 목 결림에 좋다

손목부터 손끝까지 따뜻하게 하는 것이 '수욕(手浴)'이다. 손이 차가워지거나 어깨와 목이 결릴 때, 직업상 손목을 많이 사용해서 손이 피곤해졌을 때 효과가 있다.

42도 정도의 뜨거운 물을 세숫대야에 넣고 차분하게 손을 따뜻하게 한다. 이때 손가락을 쥐거나 쭉 펴서 혈을 자극하는 것도 좋다.

수욕 후에는 핸드크림을 잘 발라서 건조해지지 않도록 손을 보호하는 것도 잊지 말자. 에센셜 오일 등을 넣으면 릴랙스 효과가 더 커진다.

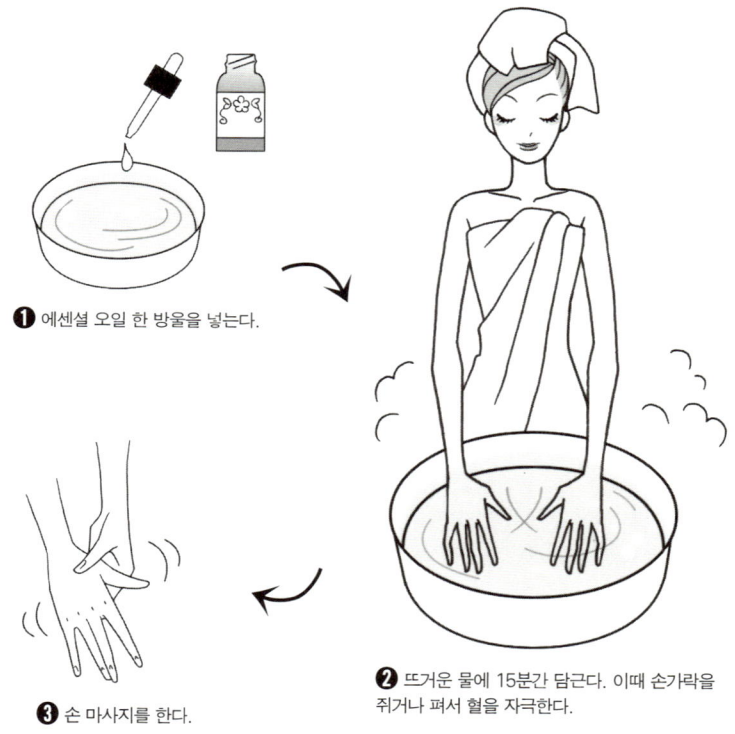

❶ 에센셜 오일 한 방울을 넣는다.
❷ 뜨거운 물에 15분간 담근다. 이때 손가락을 쥐거나 펴서 혈을 자극한다.
❸ 손 마사지를 한다.

▲ 수욕

안욕 ● 피부가 맑고 투명해진다

뜨겁게 끓인 물을 세숫대야에 가득 담아서 그 수증기를 얼굴에 쐬는 것이 '안욕(顔浴)'이다. 수증기의 온도에 의해서 모공이 열려 땀과 함께 모공 속에 낀 노폐물이 밖으로 나오게 된다.

안욕은 코와 입부터 수증기를 마시게 되므로 감기, 축농증, 목의 아픔, 기관지 트러블 등에도 효과적이다. 수건을 한 장 준비해두었다가 머리를 덮은 후에 하는 것도 좋다. 에센셜 오일 등을 넣어서 향을 즐기면서 하는 것도 권할 만하다.

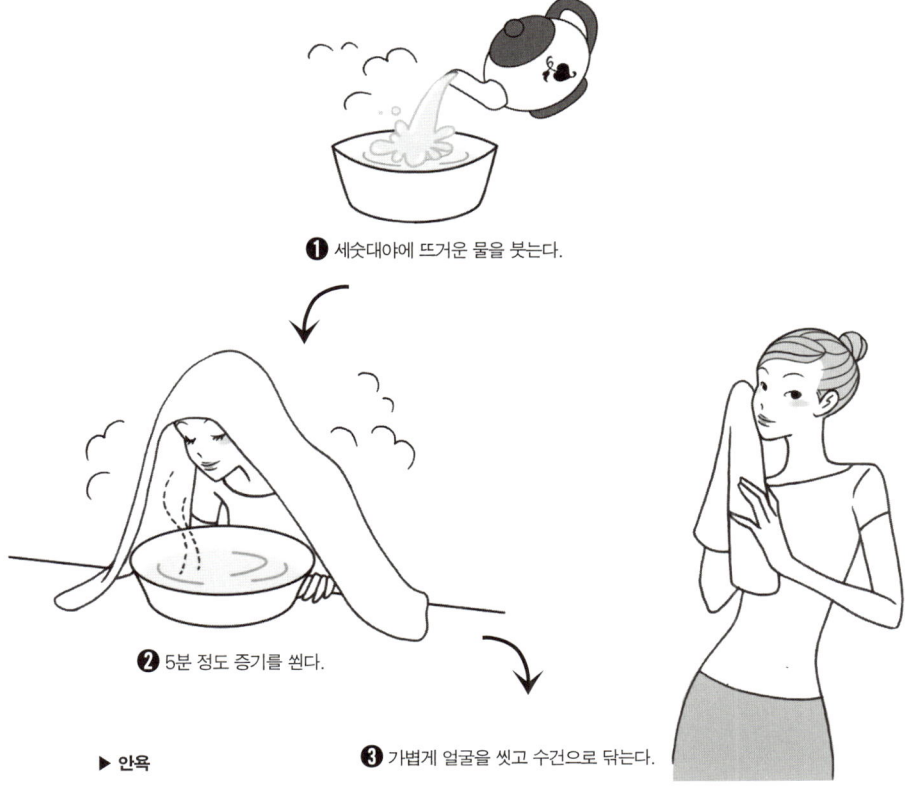

❶ 세숫대야에 뜨거운 물을 붓는다.
❷ 5분 정도 증기를 쐰다.
❸ 가볍게 얼굴을 씻고 수건으로 닦는다.

▶ 안욕

목욕할 때 마사지를 하라

욕탕 속에서는 반드시 마사지를 하자. 특히 발바닥에는 몸을 활성화시키는 혈이 많이 있다. 욕조 속에서 느낌이 좋은 부분을 잘 주무르거나 눌러보자.

발을 주무르거나 마사지하는 것만으로도 전신의 혈액순환이 좋아져서 나른함과 피로가 개선된다. 몸이 따끈따끈해지기 때문에 지방대사에도 좋고 다이어트에도 효과적이다.

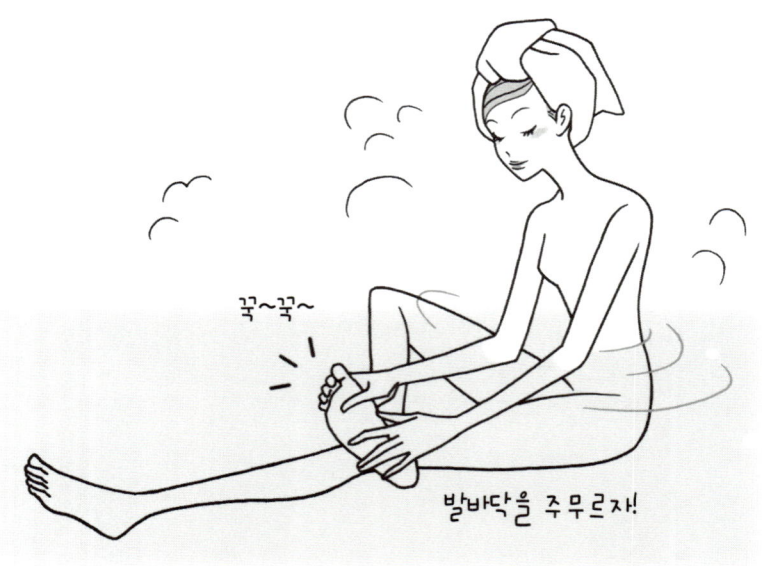

▲ **욕탕 속에서 발 주무르기**
욕탕 속에서 발바닥, 손바닥, 머리, 어깨를 주무른다.

샤워기를 활용하자

샤워기를 잘 사용하는 것도 다이어트에 효과적이다. 욕조에서 샤워기를 어깨나 허리에 대면 마사지를 하는 것과 같은 효과가 생겨서 통증이나 결림이 완화된다.

그뿐만 아니라 샤워기를 발바닥에 집중적으로 대서 혈을 자극하거나 샤워기를 꺼내 욕실 전체를 안개가 낀 것처럼 만들어서 증기목욕 분위기를 내보거나 그 외에 다른 방법을 응용하면 좋다.

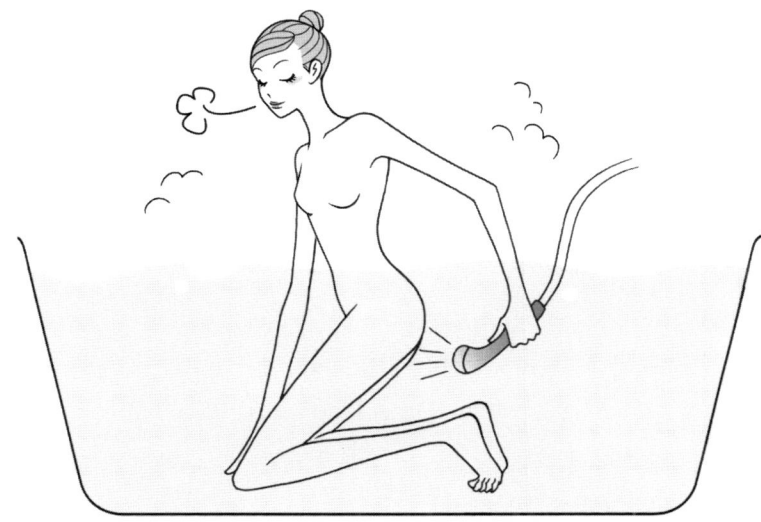

▲ **항문 주변의 마사지**
욕조에 담근 상태로 항문 주변에 40도 정도의 샤워를 2~3분간 댄다.

어깨 결림을 시원하게 풀어준다

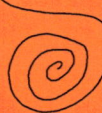

목과 어깨의 결림은 근육 내의 혈관이 수축해서 혈액이 잘 흐르지 않기 때문이다. 혈액 흐름이 원활하지 않으면 산소공급이 충분하지 않아 근육 내에 유산(乳酸) 등의 노폐물이 쌓이게 된다. 이것이 바로 '발통물질(發通物質)' 즉, 통증을 일으키는 노폐물로서 결림과 통증을 유발하는 것이다.

이것을 해소하기 위해서는 혈액 흐름을 좋게 해서 부족한 산소를 보충해줘야 한다. 혈액은 근육의 움직임에 의해서 흐름이 좋아지기 때문에 스트레칭을 하면 효과가 크다. 탕 속에서 하면 온열효과, 정수압 효과까지 더해져서 혈액 흐름이 점점 개선돼 결림과 통증이 풀린다.

목과 어깨를 따뜻하게 하자

목욕으로 몸을 따뜻하게 하면 그것만으로도 결리거나 아픈 곳이 풀어지곤 한다.

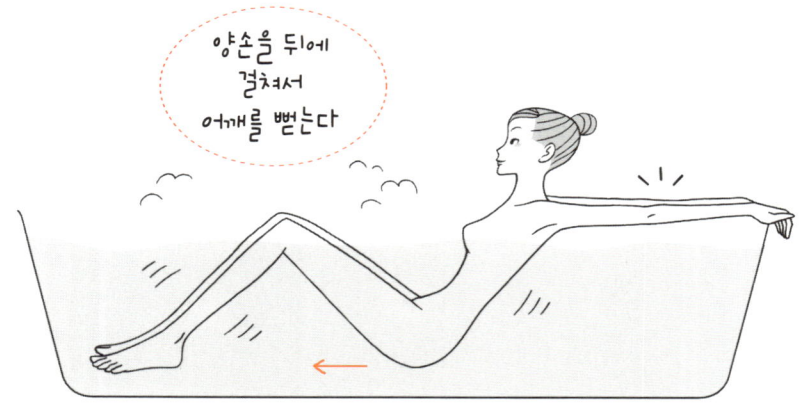

▲ **어깨 결림을 푸는 스트레칭** 엉덩이를 조금씩 앞으로 옮긴다.

이것은 목욕의 온열효과와 정수압 효과에 의해 혈액순환이 좋아져 몸 구석구석까지 산소가 공급되기 때문이다.

목과 어깨의 결림이나 통증이 있을 때에는 38~40도의 미지근한 물에 몸을 담가서 전신에 열기를 전달해주는 것이 좋다. 그런 뒤에 스트레칭을 하면 한층 더 혈액순환이 좋아져서 발통물질을 없앨 수 있다.

천천히 크게 뻗는 것이 요령

어깨가 긴장된 경우에는 목, 어깨, 팔의 근육을 오므렸다가 활짝 펴는 체조가 도움이 된다. 양손을 깍지 낀 다음 손바닥을 뒤집어 앞으로 쭉 뻗거나, 머리 위로 들어 올리거나, 어깨 위아래로 크게 흔드는 방법 등 여러 가지가 있다.

이때 동작은 천천히 그리고 크게 한다. 그러면 전신의 혈액순환이 좋아져서 발통물질을 제거하는 효과가 높아진다. 가능한 한 아프지 않을 정도로 목과 어깨, 팔을 크게 뻗어준다.

▶ **어깨 뻗기 스트레칭**
양손을 깍지 끼고 머리 위로 쭉 뻗는다. 얼굴을 위로 하고, 근육이 활짝 펴지는 기운을 느껴보자. 쭉 뻗은 양손을 좌우로 기울이는 것도 효과적이다.

근육이 튼튼해지면 어깨 결림도 예방된다

어깨 근육은 무거운 머리를 지지하고 있을 뿐만 아니라, 두 팔을 달고 있다. 그러므로 어깨 근육이 약해지면 근육이 지쳐서 굳고 결리거나, 팔이 아래로 처져서 혈관과 신경이 꽉 조이게 된다. 이것이 혈액순환을 나쁘게 만드는 원인 중 하나이다.

운동을 하면 혈액순환 촉진과 함께 어깨 근육을 강화하는 효과도 있어서 어깨 결림을 예방할 수도 있다. 그런 의미에서 목욕탕에서는 스트레칭으로 어깨 근육을 단련해주도록 한다.

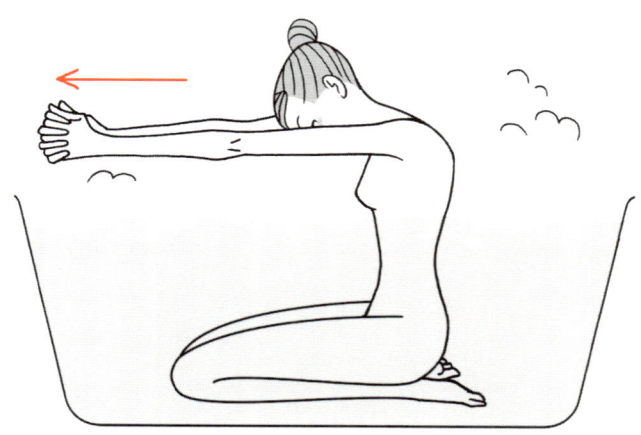

▲ **팔 뻗기 체조** 욕조에 들어가 있으면서 손바닥을 겹쳐 팔을 앞으로 뻗고 고개를 숙인다.

따뜻한 샤워로 집중적으로 따뜻하게!

어깨 결림이 심하면 42도 정도의 뜨거운 샤워를 어깨에 집중적으로 해준다. 어깨가 따뜻해지고 물의 압력에 의한 자극이 더해져서 혈액순환이 더욱 좋아진다.

이때 샤워를 맞으면서 어깨를 돌리거나, 어깨를 위아래로 움직이는 체조를 하면 효과가 배가된다. 목욕을 마친 후에는 어깨가 식지 않도록 주의해서 숙면을 취해 몸이 쉬도록 해준다.

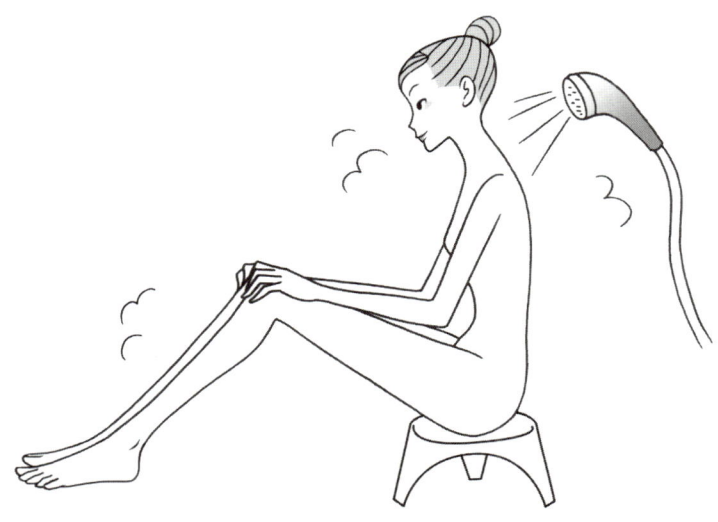

▲ **따뜻한 샤워**
42도 정도의 뜨거운 샤워를 어깨에 한다. 강한 물줄기를 맞으면 마사지 효과도 있다.

따뜻한 수건으로 덥힌다

어깨 결림으로 혈액순환이 나빠지는 원인 중 하나는 몸이 식어감에 따라 혈관이 수축해서 일어난다.

어깨 결림은 겨울에 잘 일어나는데 요즘에는 에어컨 때문에 여름에도 이런 통증을 호소하는 사람이 많다. 결림과 통증이 있는 부위를 따뜻한 물수건으로 감싸주어도 효과적이다. 뜨거운 물수건을 어깨에 얹어놓으면 수축된 혈관이 확장돼 혈액순환이 좋아진다.

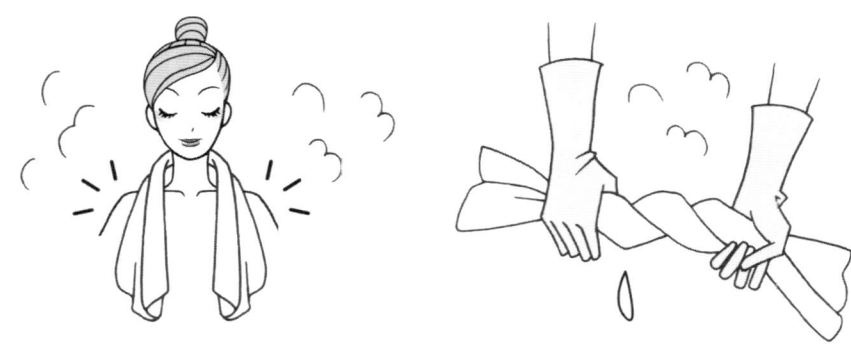

▲ 뜨거운 물수건
뜨거운 물로 데운 수건을 어깨에 올려놓는 것만으로도 어깨가 따뜻해져서 결림이 풀어진다.

허리 통증을 잠재운다

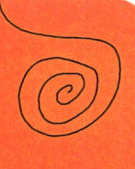

요통의 원인은 매우 다양하지만 20~30대는 대체로 근육피로에 의한 요통이 많다. 하루 종일 앉아서 일하거나, 오랜 시간 운전을 하면 허리에 부담이 가서 요통이 생기게 된다. 이것이 근육피로에 의한 대표적인 요통이다. 이런 경우에는 산소부족으로 허리 근육에 피로물질이 쌓이게 되므로 목욕으로 따뜻하게 해주어서 혈액순환을 원활하게 해주어야 한다.

욕탕에서는 온열작용과 부력작용에 의해 몸에 무리를 주지 않고 움직일 수 있다. 이런 원리를 이용해 허리를 돌리거나 젖히는 체조를 하면 근육이 점점 늘어나 허리의 피로가 풀리게 된다.

38~40도로 허리를 따뜻하게 한다

오랜 시간 책상에 앉아 있다 보면 허리에 부담을 주어 요통이 생기기 쉬운데, 목욕이 특효약이다. 38~40도의 미지근한 물에 하반신을 담가서 허리를 따뜻하게 덥혀준다. 20~30분 정도 물에 담그고 있으면 확실하게 허리가 따뜻해질 것이다.

온도 조절이 되는 욕조라면 목욕을 마치기 전에 42도 정도로 물 온도를 올리면 더욱 효과적이다. 허리를 충분히 따뜻하게 하면 혈액순환이 좋아져서 유산 등의 피로물질이 사라진다.

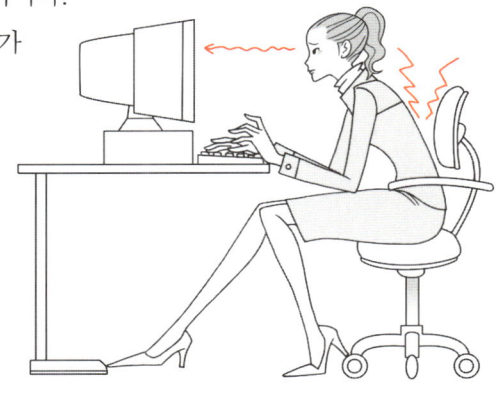

오랜 시간 책상에 앉아 일하는 경우 요통이 생기기 쉽다.

허리를 움직이는 체조를 한다

요통을 예방하려면 복근과 등 근육을 단련하는 게 중요하다. 단, 갑자기 격한 운동을 하면 근육이 놀라게 되므로 주의한다. 근육을 쭉 펴서 혈액순환을 돕는 스트레칭부터 가볍게 시작하는 것이 좋다.

이때 굳은 부위를 활짝 뻗어주는 것이 요령이다. 허리를 젖히거나 좌우로 비틀거나 단순히 복부에 힘을 넣어주거나 하는 것만으로도 등과 배의 근육이 강화된다. 너무 아프지 않을 정도로 하면 된다.

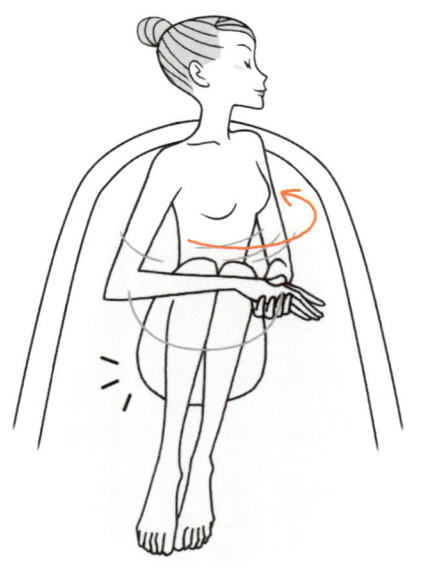

▲ 허리 돌리기 운동
욕탕 안에서 허리를 좌우로 돌리거나, 반대로 허리를 젖히면 된다. 단, 아프지 않은 정도여야 한다.

샤워로 마사지하자

과로에 의한 요통을 완화하려면 뜨거운 샤워(42도 정도)로 허리를 집중적으로 따뜻하게 해준다. 그러면 허리 부분의 혈액순환이 더욱 좋아져서 피로물질이 제거된다. 샤워를 할 때에는 물줄기를 강하게 해서 마사지 효과를 높여준다. 허리가 충분히 따뜻해지면 찬물로 샤워를 한다. 이렇게 온수와 냉수를 교대로 반복하면 혈액순환이 한층 더 좋아져서 통증이 줄어든다.

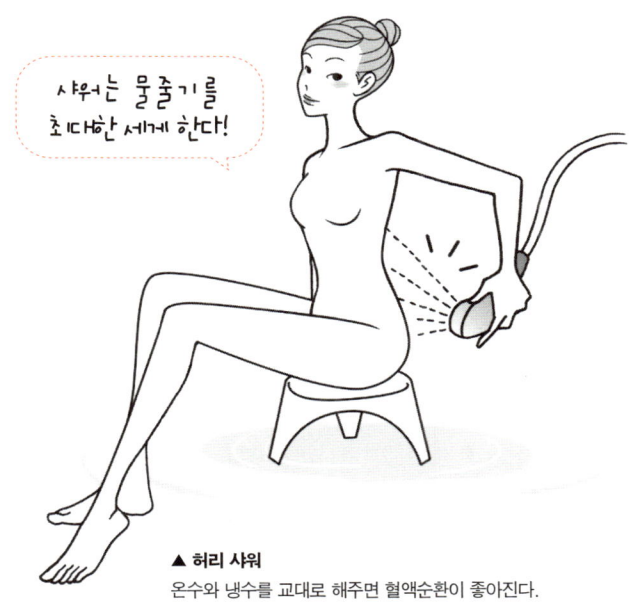

▲ 허리 샤워
온수와 냉수를 교대로 해주면 혈액순환이 좋아진다.

갑작스러운 통증은 안정부터 취하라

갑작스러운 허리 통증은 무엇보다도 몸을 쉬게 해야 한다. 절대로 통증이 진정되기 전에 목욕을 해서는 안 된다. 무리하게 몸을 움직이면 아픈 곳이 더욱 악화돼 요통 치료가 힘들어지거나, 만성적인 고질병으로 변하게 된다.

누울 수 있다면 편하게 눕는다. 위를 보고 반듯하게 눕거나, 허리를 가볍게 옆으로 틀어서 누우면 통증이 상당히 줄어든다.

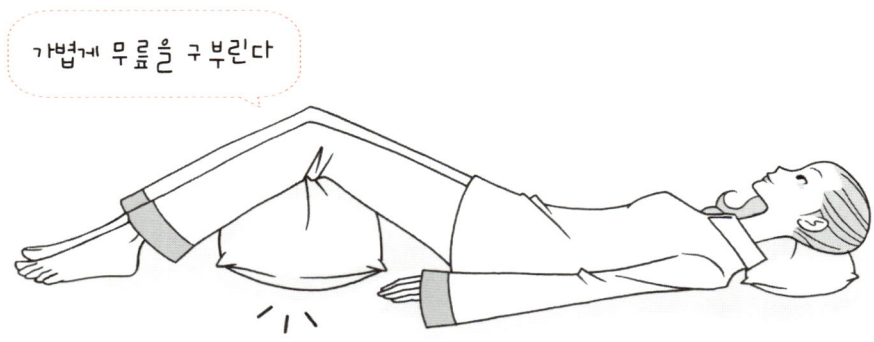

▲ 요통의 응급처치

갑작스러운 요통은 안정을 취하는 것이 최고이다. 쿠션을 무릎 아래에 넣어서 편한 자세로 쉬도록 한다.

요통이 낫지 않으면 전문의와 상담하라

허리에 부담을 주지 않는데도 요통이 생기거나, 너무 아파서 움직일 수 없을 정도라면 전문의와 상담한다. 요통에는 추간판(椎間板) 헤르니아와 골다공증 등 의사의 진료와 치료가 필요한 경우도 있다. 진찰을 받지 않고 방치하면 치료시기를 놓쳐 심한 통증으로 고생하게 된다.

맑고 투명한 피부를 만든다

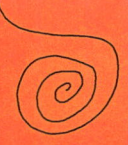

다이어트 중에는 목욕 후에도 조심해야 한다. 덥다고 바로 에어컨 바람을 쐬면 금방 몸이 식어서 지방대사가 줄어든다. 냉수를 마시거나, 머리카락의 물기를 덜 말려도 몸을 식게 만들므로 주의한다.

30분 정도 목욕을 하면 15분 달리기를 한 것과 같은 에너지가 소비된다. 이처럼 목욕은 생각보다 훨씬 더 많은 체력 소모를 가져오므로 몸을 쉬도록 하는 것도 매우 중요하다. 목욕 후에는 편한 자세로 몸과 마음을 편안하게 해준다.

목욕이 끝난 후에는 느긋하게 보내자

목욕을 하고 나면 체력 소비가 상당하다. 그래서 목욕을 마친 다음에는 다른 행동을 하지 말고 휴식을 취하도록 한다.

목욕으로 올라간 혈압과 맥박은 한 시간 정도 지나야 원래 상태로 돌아온다. 그때까지는 독서를 하거나, TV를 보면서 느긋한 시간을 보내는 것이 바람직하다. 누워 있을 때에는 다리가 약간 들리게끔 쿠션 따위를 밑에 받쳐놓으면 심장에 부담을 주지 않는다. 누운 자세로 좋아하는 음악을 들으면 마음이 편안해져서 권할 만하다.

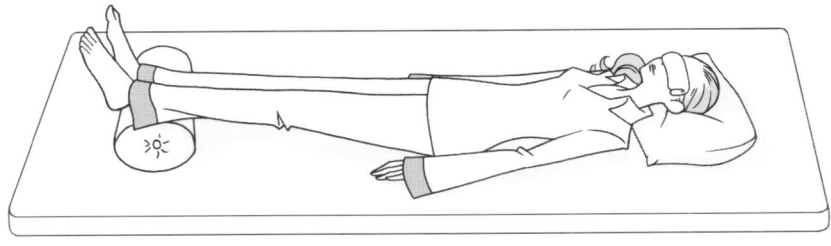

목욕 후에는 느긋하게 휴식을 취한다.

자극을 주지 않고 몸 닦는 법

목욕 후에는 피부에 자극을 주지 않도록 깨끗한 수건으로 부드럽게 물기를 닦아낸다. 피부가 건조해지는 사람은 수건으로 가볍게 톡톡 두드려서 물기를 닦아낸다. 탕에서 나온 뒤에는 땀을 잘 흡수하는 옷이나 목욕 가운을 걸쳐서 몸을 상쾌한 상태로 유지해준다.

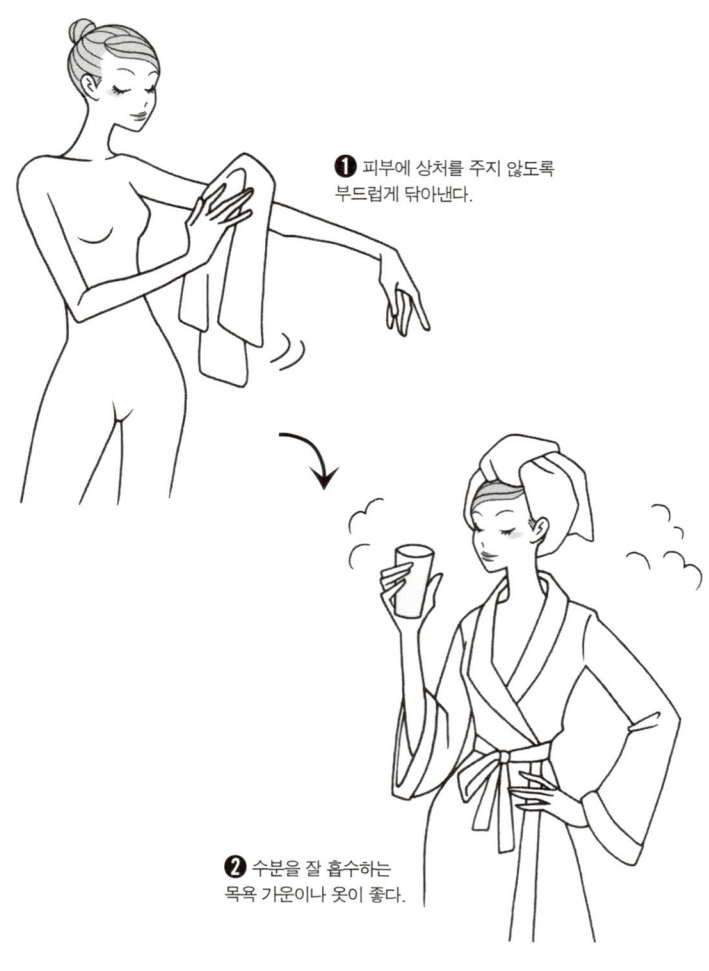

❶ 피부에 상처를 주지 않도록 부드럽게 닦아낸다.

❷ 수분을 잘 흡수하는 목욕 가운이나 옷이 좋다.

▲ 몸 닦는 법

머리카락의 물기가 몸을 식게 만든다

긴 머리카락은 짧은 시간에 말리기 힘들므로 우선 수건으로 물기를 닦아내고, 다시 새 수건으로 머리를 말아서 나머지 물기까지 제거한다. 어느 정도 말랐다 싶을 때 드라이어로 완전히 말린다. 채 마르지 않고 남아 있는 물기는 체내의 열기를 빼앗아가기 때문에 확실히 말리는 것이 중요하다.

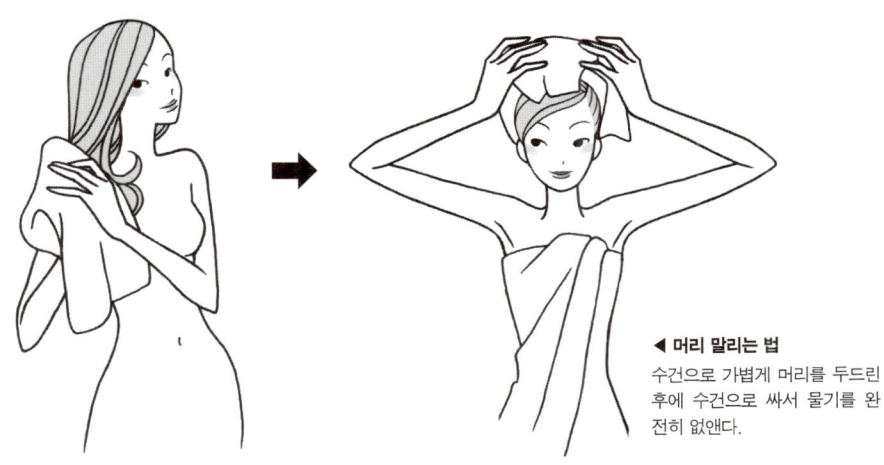

◀ 머리 말리는 법
수건으로 가볍게 머리를 두드린 후에 수건으로 싸서 물기를 완전히 없앤다.

따끈한 차 한 잔을 마시자

찬물을 마시면 목욕으로 따뜻해진 몸이 식어버려서 목욕의 의미가 없어진다. 수분 섭취는 뜨거운 차, 허브 티, 차갑지 않은 미적지근한 물이 좋다.

얼굴을 촉촉하게 가꾼다

목욕 후의 피부는 수분 때문에 촉촉하지만 금방 증발되어 건조해진다. 그런데 수분이 증발할 때에는 원래부터 있던 수분까지 빼앗아가기 때문에 목욕 전후보다 더 쉽게 건조해진다.

건조한 피부는 주름이 생기거나 가렵거나 피부 트러블이 생기기 때문에 목욕 후에는 가능한 한 빨리 스킨케어를 바른다. 목욕 후의 피부는 각질층이 부드러워진 상태라 화장수가 잘 스며들므로 스킨케어를 바르기에 가장 적절한 시간대이다.

얼굴 손질하기
① 피부에 자극을 주지 않도록 부드럽게 물기를 닦아낸다.
② 목욕 후에는 바로 스킨케어를 바른다.

피부를 부드럽게 만든다

피부가 버석거려 가려움증이 생기는 사람은 목욕 후에 효소 등을 배합한 보습 크림을 잘 발라준다. 또 목욕 후에는 각질층이 부드러워져서 바디 케어를 바르기에 가장 적합하다. 팔꿈치, 무릎 등 두꺼운 각질층에 전용 크림을 발라서 부드럽게 하거나 때밀이나 돌로 문질러서 각질층을 깨끗하게 벗겨내도 좋다.

목욕 후에는 림프 마사지를 즐겨라

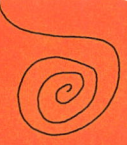

온몸이 따뜻해져서 혈액순환이 좋아진 목욕 직후가 림프 마사지를 하기에 가장 적절한 시간이다. 림프 마사지는 체내의 림프액 흐름에 맞춰서 마사지를 하는 방법이다. 지방대사를 촉진하거나, 부기를 해소하는 효과가 있다.

피부에 로션을 골고루 발라서 손가락이 잘 미끄러지게 한 다음 심장을 향해 부드럽게 마사지를 하면 된다. 마사지 강도는 기분 좋게 느낄 정도가 되도록 손에 너무 힘을 주지 말아야 한다. 로션을 바르는 게 귀찮으면 탕 속에서 피부를 따뜻하게 해서 손이 잘 미끄러지도록 해야 피부에 상처가 나지 않는다.

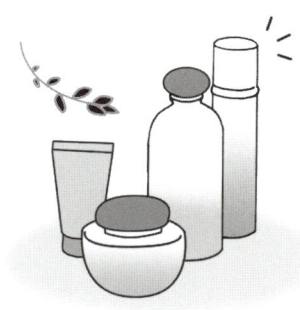

● 목욕 후에 즐기는 림프 마사지 ●

목욕 후에는 반드시 림프 마사지를 하자. 체내의 림프액 흐름이 좋아져서 다리 살을 빼는 데 효과가 있다. 발이 쉽게 피곤해지는 사람에게 적합하다.

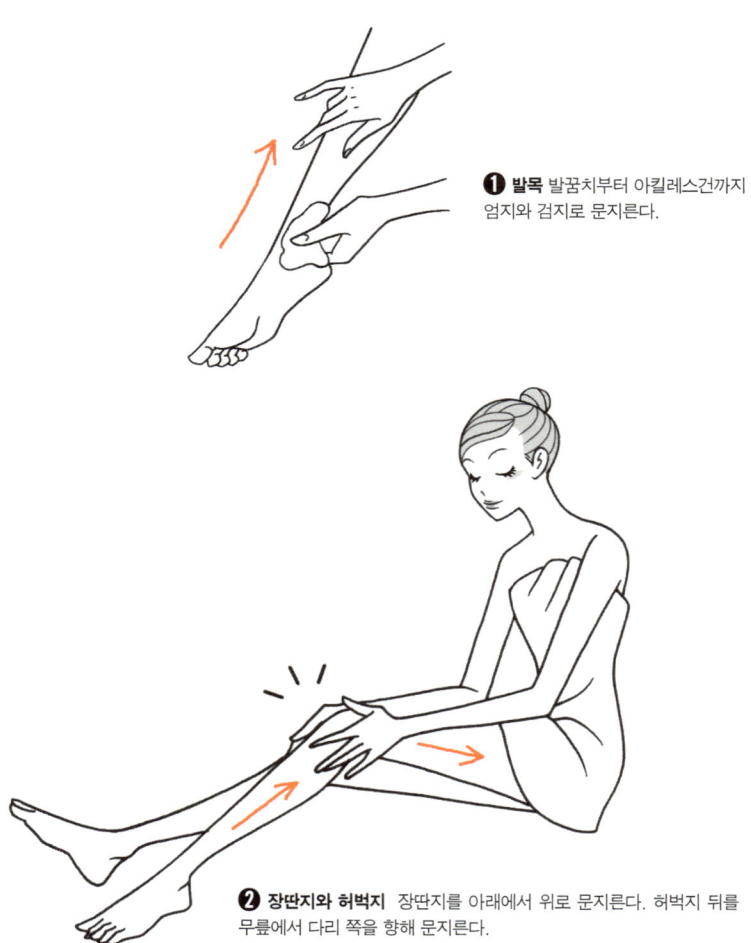

❶ **발목** 발꿈치부터 아킬레스건까지 엄지와 검지로 문지른다.

❷ **장딴지와 허벅지** 장딴지를 아래에서 위로 문지른다. 허벅지 뒤를 무릎에서 다리 쪽을 향해 문지른다.

반신욕 다이어트를 할 때 꼭 알아야 할 것들

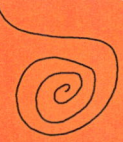

마지막으로 목욕 다이어트의 주의사항을 살펴보자. 목욕은 그 자체만으로도 상당한 에너지가 소모되므로 욕탕 안에서 운동을 할 때에는 다음 사항을 주의한다. 절대로 무리하지 않는 것이 중요하다.

음주 후에는 목욕하지 않는다
술을 마신 뒤의 운동은 절대 금물이다. 술을 마신 상태로 탕에 들어가서 운동을 하면 심장에 상당한 부담을 주게 된다. 목욕 중에 운동할 생각이라면 술 마시기 전에 하라.

아플 때에는 쉰다
감기에 걸리거나, 컨디션이 나쁠 때에는 운동을 피하라. 몸에 부담이 커지기 때문이다.
  이럴 때에는 목욕하지 말고, 느긋하게 수면을 취해서 우선 몸부터 편안히 쉬게 한다.

식후에 바로 목욕하지 마라
목욕을 하면 혈액 대부분이 피부로 옮겨가서 위와 장에 흐르는 혈액이 적어진다. 이 때문에 식후에 바로 목욕을 하거나, 운동을 하면 소화가 잘 되지 않아 복통을 일으키기 쉽다.

만일 목욕 전에 식사를 한 경우에는 한 시간 정도 지나서 어느 정도 소화가 되었을 때 운동을 하도록 한다.

물 온도를 너무 높게 하지 않는다

운동을 할 때에는 38도 정도의 미지근한 물이 가장 적절하다. 물 온도가 높은 상태(42도 이상)에서 운동을 하면 몸에 부담이 크기 때문에 금방 지쳐버린다.

목욕 후에는 쉬자

운동 후에는 눕거나, 가능한 한 편안한 상태로 긴장을 풀고 휴식을 취한다. 이때 수분 보충도 중요하다. 찬물은 몸을 식혀버리기 때문에 따뜻한 차나 상온의 물이 좋다.

운동은 욕조 속에서 하라

욕탕에서의 운동은 욕조 속에서 하는 것이 기본이다. 넘어질 걱정도 거의 없고, 무엇보다도 다이어트에 효과 만점이다.

근육과 관절이 부드러워지는 것은 목욕의 온열효과 때문인데, 이때 운동량을 늘려서 물의 저항력을 이용하면 더 많은 지방을 연소시킬 수 있다. 욕조 속에서 의식적으로 몸을 움직이면 훨씬 더 많은 에너지가 소비된다.

무리한 운동은 피하자

욕탕 안에서의 격한 운동은 몸에 큰 부담을 준다. 온열작용에 의한 체력 소모가 크기 때문에 너무 격한 운동을 하면 오히려 몸 상태만 나빠지고, 목욕 후에 피로해진다.

목욕은 그 자체만으로 조깅 15분 동안의 에너지 소비와 맞먹기 때문에 욕탕 안에서의 운동은 조금 절제하는 편이 좋다. 피곤하지 않을 정도로 즐기면서 하는 운동이 가장 좋다.

반신욕 다이어트와 함께하면 좋은 5 식사와 운동

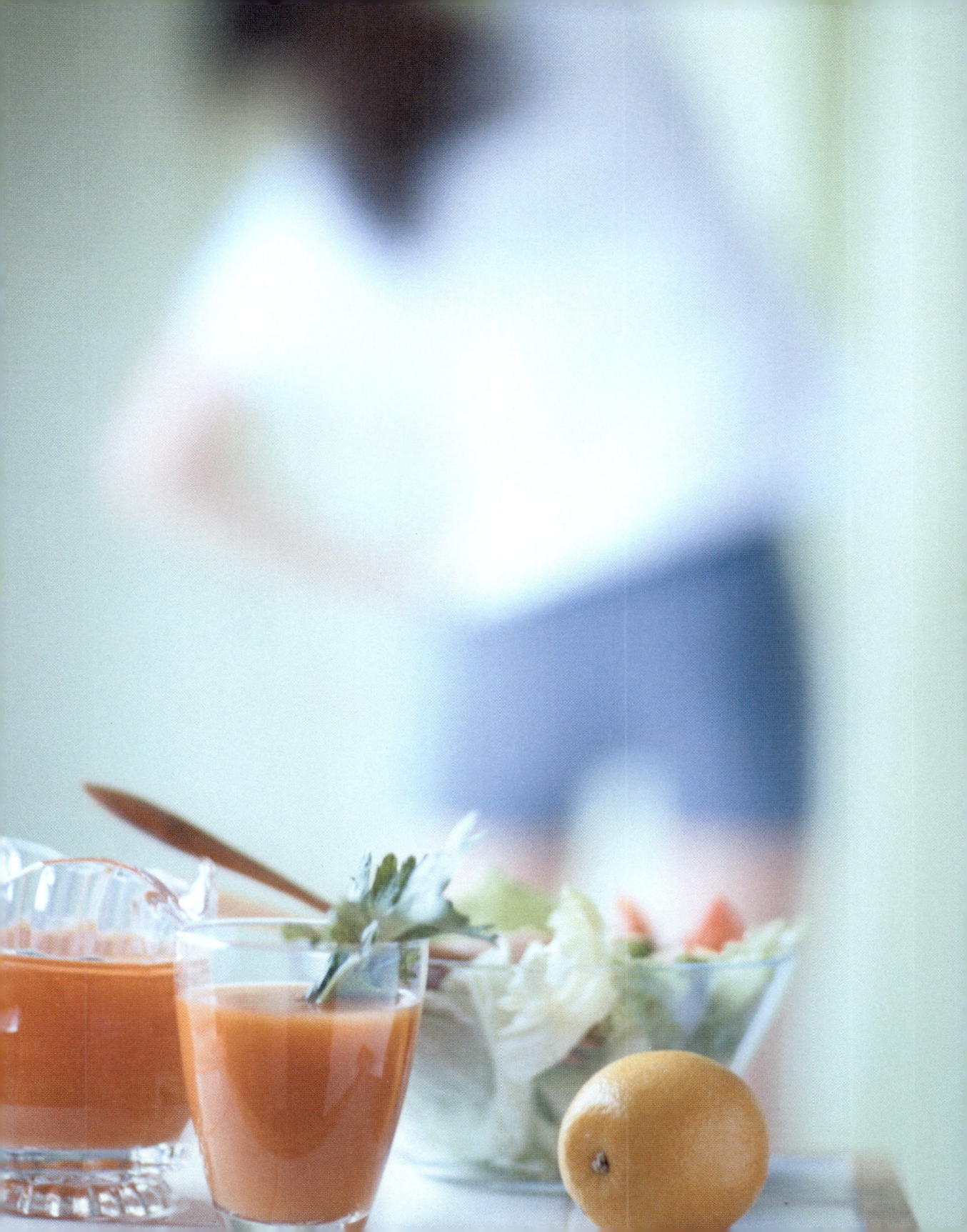

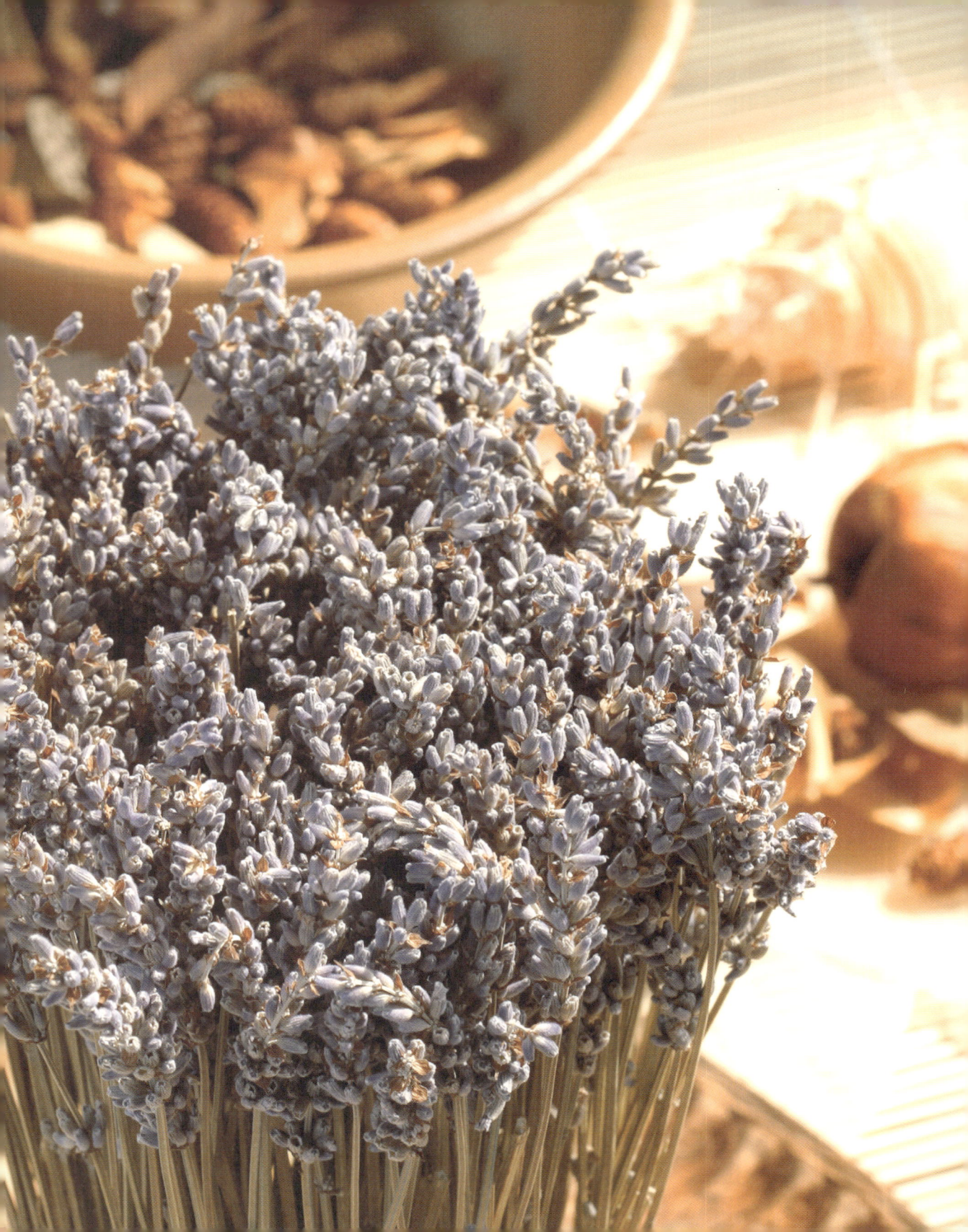

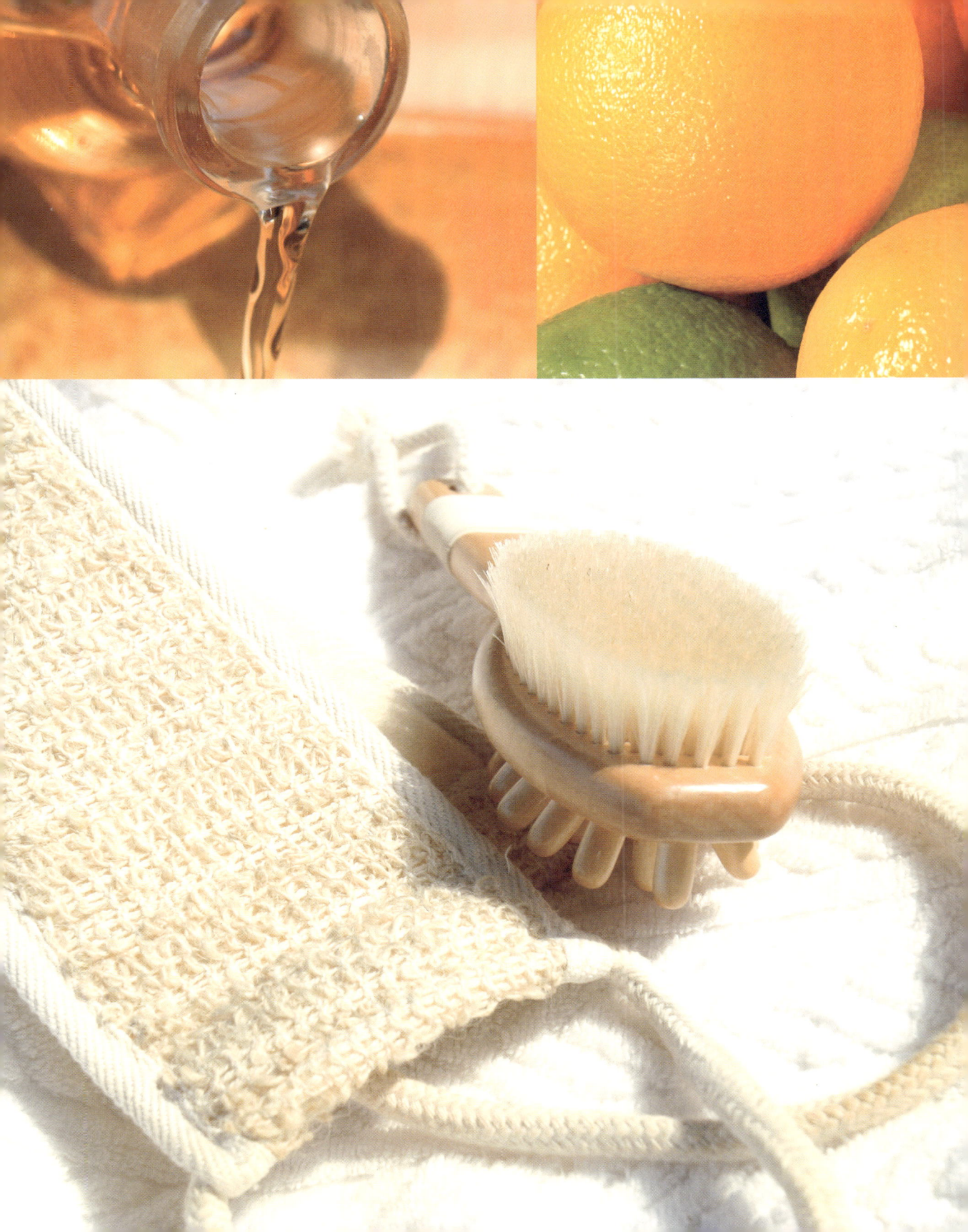

밥상만 잘 차리면 다이어트 효과도 두 배!

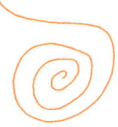

식사로 섭취한 칼로리를 운동 등으로 다 소비하지 않으면 지방이 붙어서 살이 찌게 된다. 이것이 몸을 살찌게 하는 원인이다.

그러므로 지방이 붙지 않게 하기 위해서는 식사에서 섭취하는 열량을 줄일 것인지, 소비하는 에너지 즉 운동량과 기초대사량 등을 늘릴 것인지, 혹은 이 두 가지를 동시에 할 것인지를 선택해야 한다.

효과적인 다이어트는 식사와 운동, 이 두 가지를 동시에 병행하는 것이 좋다. 이제부터는 식이요법과 운동요법에 대해 알아보자.

과식으로 살이 찌는 사람은 식사를 제한하자

식사 제한은 밥에서 섭취하는 열량을 줄여서 에너지 총량을 마이너스가 되게 하는 방법이다. 오늘날의 비만 문제는 대체로 과식에 의한 것이다. 과식으로 살이 찐 사람에게는 효과적인 수단이다.

하지만 식사 제한도 올바른 방법이 아니면 근육과 내장이 야위게 되어서 기초대사가 떨어진다. 기초대사가 저하되면 공들여 다이어트를 하고 있어도 지방의 연소율이 낮아지고, 도로 살이 찌기 쉽다.

당장 과식하는 습관부터 바꿔라!

대부분 식사 제한에 도전했다가 실패한 경험이 있을 것이다. 불행히도 그런 사람들은 식사에 의해 살을 빼려고만 해서 극단적인 식사 제한에 들어갔다가 도저히 참을 수 없어 그만두기 때문이다.

식사는 과식하는 습관을 고치는 것만으로도 충분한 효과를 발휘한다. 여러분은 다음 중 어느 경우에 속하는지 생각해보기 바란다.

- 아침, 점심, 저녁의 식사보다 간식을 더 자주 먹는다.
- 걸으면서 음료수를 마시는 습관이 있다.
- 자기 전에 야식과 과자를 먹는다.

이러한 습관을 당장 그만두어야 한다. 이것만 하지 않아도 충분히 체중 감량이 가능하기 때문이다. 처음부터 오래 계속할 수 없는 식사 제한을 하는 것보다는 가능한 범위에서 식사 제한을 시작하는 편이 훨씬 더 다이어트에 성공하기 쉽다.

하루에 1500킬로칼로리가 목표

다이어트가 목적이라면 하루 식사량은 1500킬로칼로리 이내가 좋다고 한다. 이는 성인여성이 목표로 하는 수치이다. 여성이라도 근육이 많은 사람과 체격이 큰 사람, 운동량이 많은 사람은 좀더 많아도 상관없다.

1500킬로칼로리는 밥공기에 그득하지 않은 정도이다. '의외로 많이 먹는다'고 생각할지 모르나 한 끼에 가볍게 담은 밥 한 공기와 칼로리를 낮춘 반찬 몇 가지를 곁들여 먹는 것이 좋다.

밥 한 그릇은 160킬로칼로리

우리의 주식인 밥은 1공기가 160킬로칼로리에 해당한다. 이 수치를 알아두면 식사 제한을 할 때 에너지 조절을 하는 데 편리하다. 식빵은 한 장, 버터 롤은 약 2개 분량이다. 그러나 빵은 버터를 발라서 먹는 경우가 많기 때문에 결과적으로 에너지를 초과하기 쉽다.

밥 대신 면 종류를 먹을 때도 있으므로 그런 경우도 살펴보자. 생우동과 국수처럼 기름으로 가공하지 않은 종류는 밥과 비슷한 정도의 저칼로리이지만 많이 먹기 쉬우므로 주의해야 한다.

밥 한 공기 160kcal에 해당하는 식품
크로와상 1개 : 40g, 170kcal / 식빵 : 1장, 160kcal / 밥 가볍게 한 공기 : 110g, 160kcal / 바게트 2쪽 : 53g, 160kcal / 롤 빵 2개 : 60g, 160kcal / 삼각 김밥 1개 : 110g, 160kcal

야식은 지방이라고 생각하라

식후의 케이크와 주스, 자기 전의 컵라면, 과자와 초콜릿 등은 칼로리가 높고, 식욕을 자극할 정도로 달콤해서 엄청나게 많이 먹기 쉽다.

특히 자기 전의 간식은 지방으로 축적되기 쉬우므로 조심 또 조심해야 한다. 평소에도 간식을 자주 먹는 사람은 밤중에 간식만은 절대적으로 피하도록 하자. 그래도 정 먹고 싶다면 칼로리가 낮은 따뜻한 수프를 권한다.

밥 한 공기 160kcal에 해당하는 식품
중화 생라면 2/5개 : 56g, 160kcal / 소면 4/5묶음 : 44g, 160kcal / 라면 2/3개 : 120g, 160kcal / 즉석 중화면 1/3개 : 32g, 160kcal / 스파게티 1/7묶음 : 42g, 160kcal / 튀긴 우동 3/5개 : 160g, 160kcal

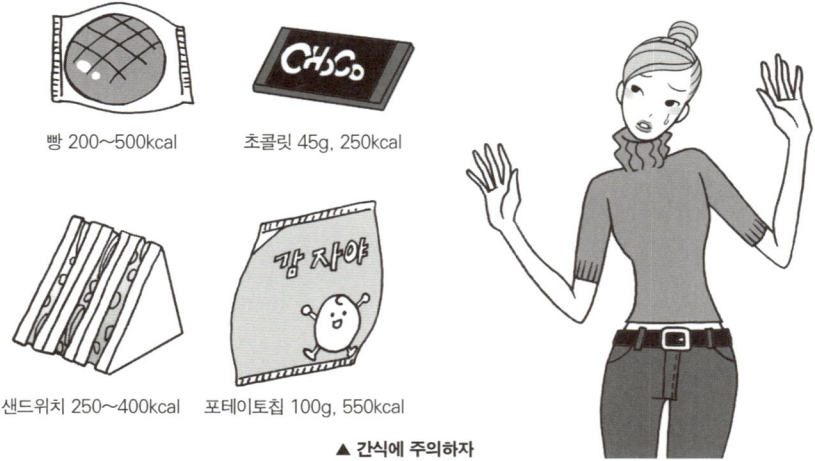

빵 200~500kcal
초콜릿 45g, 250kcal
샌드위치 250~400kcal
포테이토칩 100g, 550kcal

▲ 간식에 주의하자

밤늦게 하는 식사는 가벼울수록 좋다

잔업 때문에 저녁을 늦게 먹게 되는 경우에는 평소보다도 가벼운 식사로 마치도록 한다. 밤에 자고 있는 사이에는 몸에 지방이 붙기 쉬워 비만의 원인이 되기 때문이다.

다이어트를 생각하면 식후 3시간은 수면을 취하지 않는 것이 좋으므로 저녁식사가 늦어질수록 칼로리가 낮은 음식이 좋다.

고기 종류처럼 지방분이 많은 반찬은 적게 먹고, 비교적 칼로리가 낮은 생선요리와 야채, 해조류 등을 중심으로 먹는다.

여러 가지 음식을 조금씩 먹는다

근육과 내장을 야위게 하지 않으려면 여러 가지 영양소를 균형 있게 섭취해야 한다. 칼로리가 가장 많은 기름도 전혀 섭취하지 않게 되면 피부가 부석부석해지거나, 호르몬 생성이나 분비가 이루어지지 않는다. 그런 의미에서 여러 가지 반찬을 조금씩 먹는 것이 다이어트의 포인트이다.

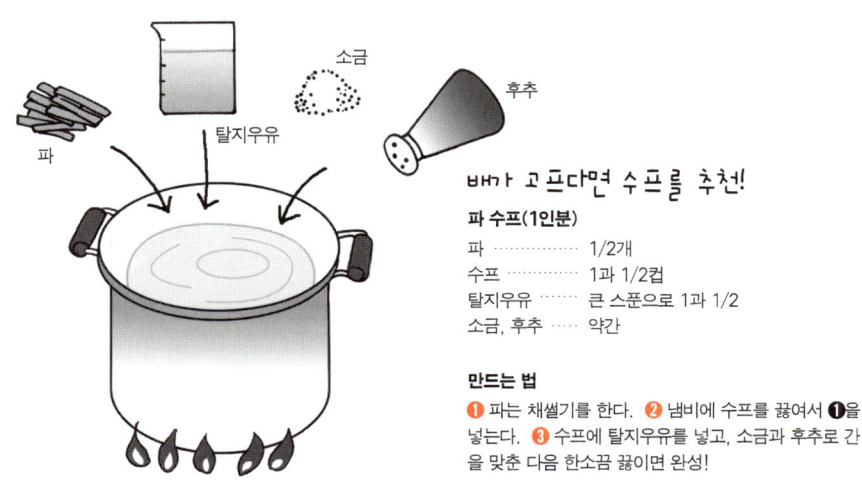

배가 고프다면 수프를 추천!

파 수프(1인분)
파 ············· 1/2개
수프 ············ 1과 1/2컵
탈지우유 ······ 큰 스푼으로 1과 1/2
소금, 후추 ····· 약간

만드는 법
❶ 파는 채썰기를 한다. ❷ 냄비에 수프를 끓여서 ❶을 넣는다. ❸ 수프에 탈지우유를 넣고, 소금과 후추로 간을 맞춘 다음 한소끔 끓이면 완성!

외식은 양식보다 한식이나 일식이 좋다

외식 중에서도 가장 추천하고 싶은 것이 생선구이 정식이다. 생선구이 정식은 생선을 비롯해 된장국과 나물 등 반찬이 많아서 필요한 영양소를 골고루 섭취할 수 있기 때문이다. 그뿐만 아니라 버터를 사용하는 양식과 기름을 사용하는 중화요리에 비해서 한식과 일식은 칼로리가 낮다. 밥이 많이 나오면 적당히 남겨서 칼로리를 낮추는 지혜가 필요하다.

그러나 한식과 일식에도 맛이 진한 조림이나 튀김 등은 고칼로리라는 것을 잊지 말자. 다이어트 중에는 삼가는 편이 좋다.

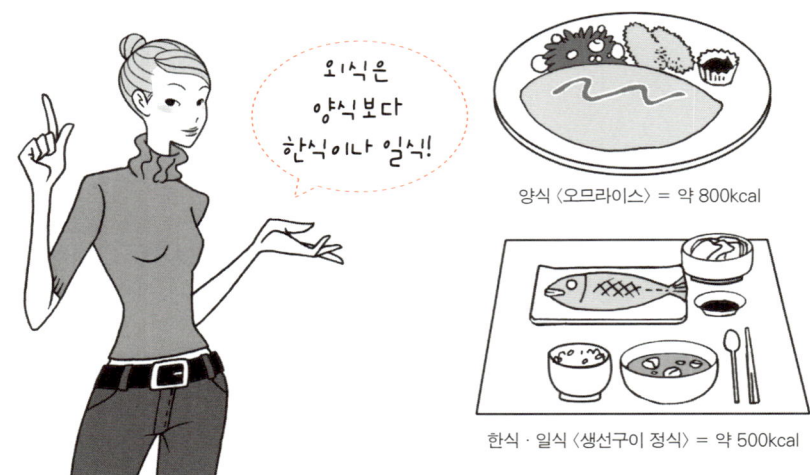

양식 〈오므라이스〉 = 약 800kcal

한식·일식 〈생선구이 정식〉 = 약 500kcal

외식을 할 경우 무조건 남겨라

외식을 매일 한식이나 일식만 먹게 되면 질려버리게 된다. 양식과 중화요리 등을 먹을 때에는 어느 정도 남겨서 양을 조절한다.

외식 메뉴는 일반적으로 고칼로리 음식이다. 음식점 입장에서는 손님이 음식을 다 먹고 나서 포만감을 느껴야만 만족할 거라고 생각하기 때문이다.

그러므로 처음부터 다 먹겠다고 생각하지 말고, 요령 있게 남기는 습관을 들이자. 특히 튀김요리는 고칼로리이기 때문에 튀김옷을 벗기고 먹는 자기만의 노하우를 개발하자.

칼로리를 줄이는 요리 비법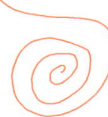

다이어트를 할 때 프라이팬을 잘 활용하면 아주 편리하다. 고기와 생선은 대부분 기름 없이, 야채는 기름을 약간 넣고 얼마든지 맛있게 조리할 수 있다. 기름기가 없으면 먹은 것 같지 않은 사람은 술과 수프를 소량 넣어서 맛을 내는 것도 한 방법이다.

기름은 고칼로리라 자기 나름대로 연구해서 너무 많이 쓰지 않도록 하는 것이 중요하다. 전자레인지는 식품을 안쪽에서 가열하기 때문에 기름이 흡수되지 않고 식품의 표면에 남게 된다. 기름은 아주 조금만 넣어도 충분히 맛을 내기 때문에 잘 이용하도록 하자.

튀김 요리는 튀김옷을 적게 하라

닭 튀김, 달걀 프라이, 튀김 등은 가능한 한 튀김옷을 얇게 입히는 것이 요령이다. 튀김옷이 얇을수록 기름 흡수량이 적어져서 칼로리를 낮출 수 있다. 튀긴 후에도 바로 접시에 담지 말고 튀김용 철망 위에 키친타월을 깔아서 한동안 얹어둔다. 기름이 빠져서 저칼로리가 된다.

염분과 당분을 최대한 절제하라

맛이 진한 요리는 식욕을 돋우기 때문에 자꾸 먹게 돼서 과식으로 이어진다. 음식 맛이 진할수록 밥도 두세 공기씩 더 먹기 때문이다. 몸 안에 염분과 당분이 많아지면 물을 많이 마시기 때문에 물살의 원인이 되기도 한다. 물만 먹어도 살이 찌는 느낌이 드는 사람일수록 염분과 당분을 체크해본다.

과식을 막는 데는 염분과 당분을 절제하는 것이 포인트임을 잊지 말자. 조미료를 사용하지 않고 맛있게 먹는 비결은 제철 생선과 야채를 사용하는 것이다. 제철 재료는 맛있는 성분이 가득 들어 있어서 재료 자체의 맛만으로도 충분히 맛있게 먹을 수 있다.

끓인 음식은 단맛을 줄여서 저칼로리로 만들자

끓인 음식을 만들 때에는 설탕을 많이 넣지 않도록 한다. 설탕은 칼로리가 높고 위에 흡수되기 쉬우므로 극히 조심해야 한다.

설탕을 적게 넣는 대신 가다랭이포, 말린 표고버섯 등 천연 재료에서 우려낸 진한 맛국물(다시)을 사용하면 좋다. 천연 맛국물은 단맛을 내기 때문에 설탕 대신 사용하는 데 아주 좋다. 넉넉히 만들어서 냉동보관하면 편리하다.

식이섬유가 풍부한 식품을 많이 이용하자

버섯, 곤약, 해조류, 야채는 훌륭한 저칼로리 식품이다. 볶거나 끓여서 만드는 요리에 넣으면 부피가 늘어나는 특징이 있다. 죽순, 우엉 등 뿌리식물은 씹을 때 촉감이 강해서 많이 씹게 되므로 포만감을 느끼게 만든다.

이런 식품은 식이섬유도 풍부한데, 위 속에서 기름을 빨아들여 변을 통해 몸 밖으로 배출하는 작용을 하므로 다이어트에 아주 효과적이다.

육류는 기름기를 고려하라

고기는 부위에 따라 칼로리가 크게 달라진다. 갈빗살이나 로스구이용은 칼로리가 높다. 홍두깨나 살, 등심 따위가 비교적 칼로리가 낮다.

닭고기는 껍질에 지방이 많으므로 다이어트 중에는 절대로 먹지 말자. 대신 단백질이 많으면서 지방이 거의 없는 가슴살을 권한다. 닭 가슴살은 돼지갈비와 비교하면 칼로리가 3분의 1이나 4분의 1 정도밖에 안 되는 저칼로리이다.

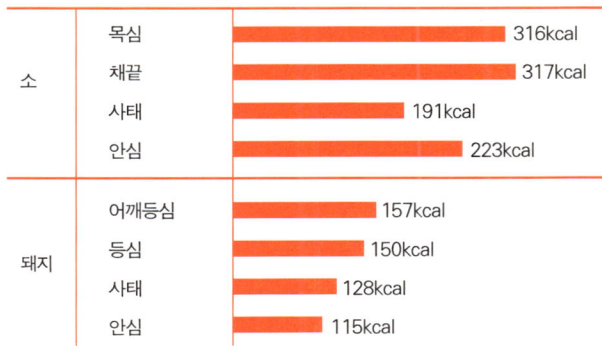

가공 육류식품도 주의하라

다이어트 중에는 고기뿐만 아니라 가공한 육류도 세심하게 주의해야 한다. 베이컨, 살라미, 소시지, 햄 등 가공식품은 생각보다 훨씬 더 고칼로리이다. 뼈를 발라내고 만든 햄인 본레스 햄이 오히려 칼로리가 낮다. 가공 육류식품은 조리할 때 기름 없이 익히는 방법을 찾아내는 것이 좋다.

흰 살 생선이 저칼로리이다

생선 중에서는 흰 살 생선이 비교적 저칼로리이다. 도미, 넙치, 가자미, 대구, 청새치, 보리멸 등이 좋다. 새우, 문어, 오징어, 조개류 등도 저지방 고단백질 식품이므로 다이어트에 도움이 된다.

반면에 참치 뱃살, 전갱이, 장어, 연어 알, 게 등은 고칼로리임을 명심하자. 특히 참치 뱃살은 같은 참치라도 붉은 살 부분보다 약 20배 이상 지방분이 많다. 굳이 참치가 먹고 싶다면 뱃살을 피하고 붉은 살 중심으로 먹는 게 좋다.

 생선류 100g의 칼로리 비교
꽁치 310kcal / **참치 붉은 살** 125kcal / **방어** 257kcal / **전갱이** 121kcal / **연어** 204kcal / **고등어** 202kcal

우유는 당분이 적은 가공유를 택하라

우유는 단백질과 비타민, 미네랄을 풍부하게 포함한 매우 영양가 높은 식품이다. 특히 칼슘이 많으면서도 멸치에 들어 있는 칼슘보다 위에서 더 잘 흡수된다.

단, 칼로리가 높으므로 하루 한 컵이 적당하다. 저지방유나 지방성분을 줄인 것을 마시면 금상첨화. 우유 때문에 배탈이 나는 사람은 플레인 요구르트로 대신한다.

콩은 이상적인 다이어트 식품이다

대두(콩)는 양질의 식물성 단백질이다. 저칼로리이면서 소화흡수율이 높고, 콜레스테롤 수치를 낮춰주는 등 다이어트에 뛰어난 효과가 있다.

대두 그 자체뿐만 아니라, 두부와 된장, 유바(두유를 끓여서 그 위에 생긴 막을 걷어서 말린 식품), 두유 등도 다이어트용으로 좋다. 대두 제품은 모두 고단백 저칼로리이므로 인체의 근육을 만드는 원소이면서 칼로리 흡수가 낮다. 그런 의미에서도 다이어트에 가장 잘 어울리는 식품 중 하나로 평가된다.

> **Tip** **비타민A를 많이 포함한 식품(100g당)**
> 시금치 A=4200㎍ / 당근 A=9100㎍ / 미나리 A=4500㎍ / 소엽 A=11000㎍ / 부추 A=3500㎍

야채는 대표적인 저칼로리 다이어트 식품이다

야채는 가장 대표적인 저칼로리 식품이다. 다이어트 중에 매일 먹어도 문제가 없고, 다른 식품에서 섭취하기 힘든 비타민과 미네랄을 몸에 듬뿍 공급한다.

식이섬유가 풍부한 것도 장점 중의 하나이다. 식이섬유는 당질과 지질(脂質)을 흡수하지 못하게 할 뿐만 아니라 기름기를 끌어모아 변으로 배출하는 작용도 하므로 체지방이 만들어지기 힘들다.

또 식이섬유는 위에 흡수되지 않기 때문에 체지방으로 변하지 않고, 뱃속에서 부피가 늘어나 포만감을 가져다준다. 야채 외에도 버섯류, 해조류, 마른 음식 등에도 식이섬유가 풍부하다.

비타민 C를 많이 포함한 식품(100g당)
서양호박 C=43㎎ / 파슬리 C=120㎎ / 브로콜리 C=120㎎ / 토마토 C=15㎎ / 무순 C=47㎎ / 완두콩 C=60㎎

야채 샐러드는 드레싱을 주의하라

야채 샐러드는 씻은 뒤에 물기를 확실히 제거한다. 물기가 있으면 맛이 묽어져서 드레싱을 많이 끼얹게 된다. 드레싱에는 기름기가 많아서 칼로리가 쉽게 올라간다.

마요네즈도 고칼로리이므로 케첩과 요구르트, 머스터드 가루 등과 섞어서 사용하면 좋다. 조금이라도 칼로리를 줄이고 싶다면 오일을 사용하지 않는, 논오일(non-oil) 드레싱을 사용한다.

식이섬유를 많이 포함하는 식품(100g당)
표고버섯 3.5g / 건조 녹미채(톳) 43.3g / 곤약 79.9g / 일본식 된장 6.7g / 무말랭이 20.7g

과일도 너무 많이 섭취하면 곤란

과일은 우리 몸에 필요한 비타민 C와 미네랄이 풍부하게 들어 있다. 식이섬유까지 풍부해서 건강에 좋은 이미지를 주지만, 과일은 당분이 많이 들어 있는 식품이기도 하다.

과일 속의 당분은 위에서 쉽게 흡수돼 지방으로 변하는 비율이 비교적 높다. 바나나 하나에 들어 있는 당분은 설탕으로 치면 큰 스푼 하나 정도의 당분과 맞먹는다. 그래서 과일이라도 너무 많이 먹으면 몸 속에서 지방으로 변해 저장되므로 조심해야 한다. 마찬가지로 오렌지 주스, 포도 주스, 과즙 주스 등도 당분이 많으므로 자제한다.

과음은 체지방을 증가시킨다

적당량의 알코올은 혈액순환을 좋게 해서 편안한 수면을 유도하는 등 몸에 좋다고 한다. 그러나 과음은 몸에 해만 가져올 뿐이다. 그 중 하나가 비만의 요인이 된다는 점이다. 대표적인 사례를 살펴보자.

● 술은 고칼로리

술은 그 자체가 고칼로리이다. 1그램당 약 7킬로칼로리나 들어 있어서 많이 마시면 몸 속에 지방이 축적된다. 식사와 달리 씹을 필요가 없고, 마신 후의 포만감도 별로 없어서 계속 마시게 된다.

● 식욕이 증진된다

술을 마시면 식욕이 늘어나서 소화능력도 높아진다. 이것이 지방을 모아두는 원인이 된다. 평소에는 어느 정도 먹으면 포만감을 느끼는데 술이 들어가면 그렇지 않은 것은 바로 그 때문이다. 자연히 술과 함께 식사량이 늘어나 깜짝 놀랄 정도로 칼로리 섭취량이 늘어나게 된다.

● 안주도 고칼로리

술안주는 대체로 맵고 짜고 달고 칼로리가 높다. 맥주 안주로 자주 먹는 치즈, 초콜릿, 너트를 생각해보면 금방 이해가 될 것이다. 포장마차에서도 닭튀김, 닭구이 등을 많이 먹지 않는가. 이런 음식을 아귀아귀 먹는 그 자체가 몸에 지방을 쌓는 것임을 명심하자. 대신 두부, 야채스틱 등 저칼로리 음식을 선택해서 천천히 씹어 먹는 것이 좋다.

3끼 식사는 균형 있게 먹자

살찐 사람을 유심히 관찰하면 활동하는 데 필요한 에너지량보다 많은 식사를 하고 있다. 그러나 영양면에서는 결코 균형 잡힌 식생활이라고 할 수 없는 경우가 대부분이다. 특히 고기와 튀김요리, 초콜릿, 케이크 등 고칼로리 음식을 많이 먹기 때문에 지방이 늘어나 살이 찐 사람이 많다.

이렇게 한쪽으로 치우친 식사는 몸에 지방이 축적되는 것말고도 근육을 줄이는 결과를 초래한다. 근육이 줄어들면 기초대사가 낮아져 살찌기 쉬운 체질로 변해버리고 만다.

식사 제한의 기본은 칼로리를 줄이면서도 균형 잡힌 식사를 하는 데 있다. 그러려면 하루 30가지 음식을 아침, 점심, 저녁 세 끼에 골고루 섭취하도록 해야 한다. 다음 표는 일반인들이 자주 먹는 식사 100그램당 칼로리 수치를 표시한 것이다. 다이어트 중에 반드시 참조하도록 한다.

식품 100g에 포함된 칼로리

식품	칼로리
쇠고기(붉은 살코기 쪽)	201kcal
돼지고기(붉은 살코기 쪽)	125kcal
닭 가슴살	114kcal
우유	67kcal
계란	151kcal
일본식 된장국	200kcal
튀긴 우동	132kcal
식물성 기름	921kcal
참치 붉은 살	125kcal
연어	204kcal
눈퉁멸(청어과)	136kcal
꽁치	310kcal
장어	255kcal
마른 오징어	88kcal
화이트 와인	73kcal
맥주	40kcal

〈식품 표준 성분표〉에서

BMI지수로 비만도를 체크하라

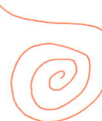

어느 정도 살이 쪘는가를 계산하는 방법으로 가장 많이 사용되는 것이 'BMI'라는 체격지수에 근거해서 표준체중을 계산하는 방법이다. 계산방법은 매우 간단하다. '체중'을 '신장 2배'로 나눈 수치를 표준과 비교해서 비만도를 확인하면 된다.

BMI 수치는 비만 정도를 측정하는 것이지만 그 수치와 체지방률은 상관관계가 아주 높다고 한다. 단, 운동선수처럼 근육질 몸매인 사람은 해당되지 않는다.

다음의 BMI수치 계산방법을 참고로 자신의 비만도를 측정해보자.

BMI로 비만도를 체크하자

● BMI지수 구하는 법

$$BMI = \frac{체중(kg)}{신장(m) \times 신장(m)}$$

● 계산

예) 신장 158cm, 체중 57kg의 사람이면 57÷(1.58×1.58)≒23.

BMI지수는 약 23이 된다.

BMI지수의 표준은 '22'이다. 자신의 BMI지수가 '22'를 넘으면 표준보다 체지방이 많은 것이다.

참고로 의학적으로 본 비만의 판정기준은 다음과 같다.
● BMI가 18.5 미만인 사람은 저체중, 25 이상인 사람은 비만, 18.5~25인 사람은 보통 체중

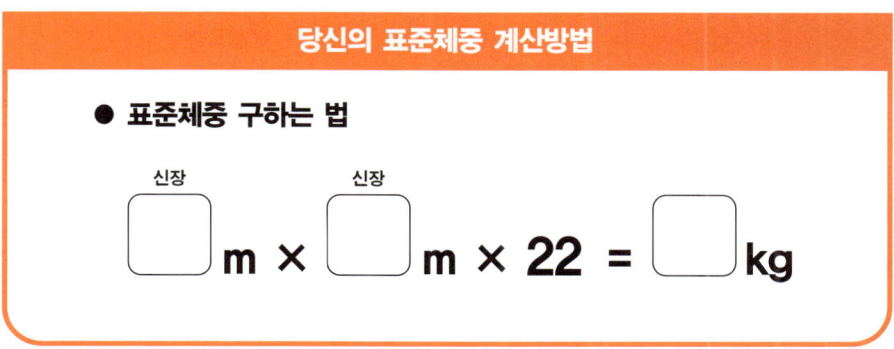

● 계산
예) 신장이 158cm인 사람이면, 1.58×1.58×22≒55
표준체중은 약 55kg이 된다.

살찌지 않는 몸을 만드는 운동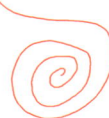

비만인 사람에게 식사 제한은 효과적인 다이어트 중 하나이지만, 그것만으로 살을 빼려고 하면 근육과 내장 등 우리 몸에 꼭 필요한 부분까지 약해져버린다. 그러면 기초대사가 줄어들어 오히려 살이 더 찌기 쉬운 체질이 되는 역효과를 가져온다.

그래서 다이어트를 할 때에는 식사 제한과 함께 운동을 함께 하는 것이 원칙이다. 목욕 다이어트에서 살펴보았듯이 운동은 근육을 단련시켜서 기초대사를 늘려 살이 안 찌는 체질을 만들어준다. 특히 다이어트 후에 발생하는 요요현상을 막기 위해서라도 운동을 중심으로 하는 다이어트를 꾸준히 실천해야 한다는 것을 잊지 말자.

기초대사량을 늘려라

기초대사는 체온을 올리거나, 호흡을 하거나, 심장을 움직이는 등 인간이 살아가기 위해 반드시 사용하는 에너지이다. 성인 남성은 1200~1500킬로칼로리, 성인 여성은 1000~1300킬로칼로리가 일반적인 수치라고 알려져 있다.

기초대사는 대체로 10대가 가장 정점이다. 나이가 들면 조금씩 줄어들고, 40대가 넘어가면 급격히 저하된다. 그래서 젊을 때와 같은 양의 식사를 하면 갑자기 살이 찌는 것이다.

그러나 더 중요한 것은 기초대사가 저하되지 않도록 운동을 해서 근육이 쇠약해지지 않도록 하는 것이다. 기초대사가 증가하면 평소 생활만으로도 훨씬 많은 지방을 연소시킬 수 있다.

하루의 기초대사량
20~29세 : 1209kcal / 30~39세 : 1190kcal / 40~49세 : 1171kcal

매일 습관적으로 몸을 움직이는 것도 운동이다

꾸준히 운동을 할 수 없는 사람은 일상생활을 활동적으로 하는 것이 가장 좋다. 평소에 다음 방법을 사용해보자.

- 지하철과 버스 대신 걷는다.
- 에스컬레이터 대신 계단을 걸어올라간다.
- 지하철 속에서는 앉지 않고 선다.

이것만으로도 다리 근육과 복근 등이 단련되어 기초대사가 증가한다. 귀찮아하지 말고 자주 움직이는 것이 중요하다. '자, 움직이자!' 하고 스스로 다짐해서 어떤 일이든지 계속 움직이면 운동량이 자연히 늘어나서 기초대사가 증가한다. 게으른 생활을 바로잡지 않고서는 영원히 지방을 줄일 수 없다.

감량 목표는 3킬로그램까지

급격한 다이어트는 몸에 큰 부담을 준다. 특히 여성은 매달 생리를 하므로 식사를 통해 충분한 영양을 섭취해야 빈혈 등을 막을 수 있다. 또한 생리가 있는 여성이 한 달에 5킬로그램 이상 살을 빼면 배란이 멈추거나 생리불순이 생기므로 산부인과 의사들은 급격한 다이어트를 절대적으로 반대한다.

　단시간 내에 살을 빼고 싶은 기분은 이해하지만, 건강을 생각해서라도 느긋하게 오랜 시간에 걸쳐 살을 빼야 한다. 보통 한 달에 1킬로그램 정도가 알맞지만, 약간 더 살을 빼고 싶을 경우에는 건강에 충분히 신경을 쓰면서 3킬로그램 감량을 목표로 하는 것이 좋다.

유산소운동을 하자

근육을 강화하는 운동이 다이어트에 끼치는 영향은 이미 살펴보았다. 그러면 어떤 운동이 좋은지 구체적으로 알아보자.

다이어트를 할 때 근육단련이 필요하다고 하면 바디빌딩 선수처럼 강한 근력 트레이닝을 떠올리는 사람도 있다. 그러나 운동선수도 아닌데 갑자기 그 정도로 강도 높은 운동을 할 필요는 없다.

처음에는 근육을 자주 움직이는 적절한 강도의 운동이 좋다. 지방을 연소시키는 대표적인 운동은 걷기, 자전거 타기, 에어로빅, 수영 등이다. 이런 운동의 공통점은 산소를 많이 사용하는 유산소운동이라는 점이다.

운동에는 산소를 사용하는 유산소운동과 그 반대로 산소를 사용하지 않는 무산소운동이 있다. 이 중에서 지방을 효율적으로 연소시키려면 유산소운동이 훨씬 효과가 크다.

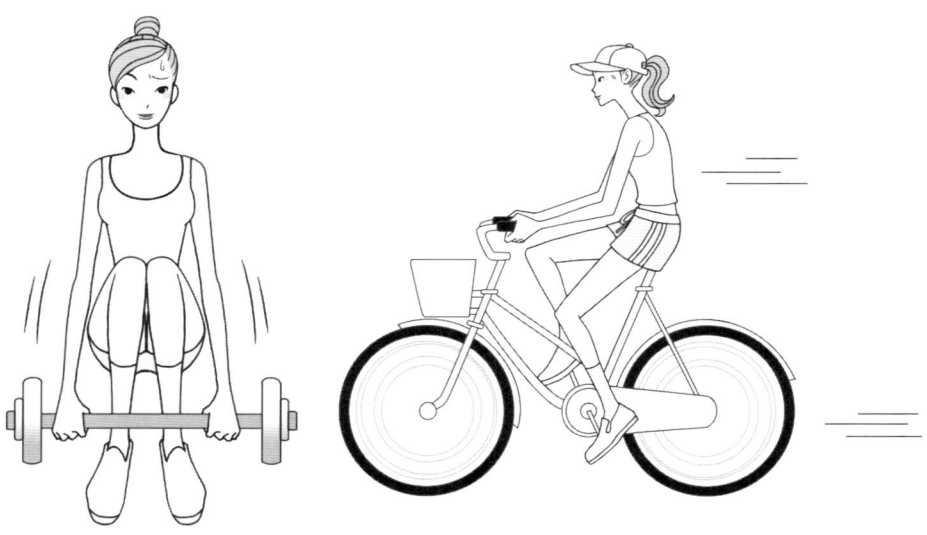

▲ 무산소운동
중량들기(역기), 100미터 달리기, 근력 트레이닝, 축구, 테니스 등

▲ 유산소운동
걷기, 조깅, 자전거 타기, 에어로빅, 수영 등

산소가 지방을 태운다

유산소운동을 하면 호흡이 많아지므로 산소도 그만큼 많이 받아들여야 한다. 그런데 지방은 연소되면서 많은 양의 산소를 필요로 한다. 이 때문에 유산소운동이 다이어트에 효과적인 것이다.

근력 트레이닝과 단거리 달리기 등 강한 운동은 산소를 사용하지 않는 무산소운동이라 산소를 체내에 많이 공급할 필요가 없고, 그래서 지방이 잘 연소되지 않는다.

단, 근육단련으로 기초대사를 늘릴 생각이라면 무산소운동처럼 강한 운동 쪽이 좀더 효과적이다. 유산소운동으로 자신의 몸이 운동에 익숙해지면 근육을 좀더 강하게 단련시키는 무산소운동에 도전해보는 것도 바람직하다.

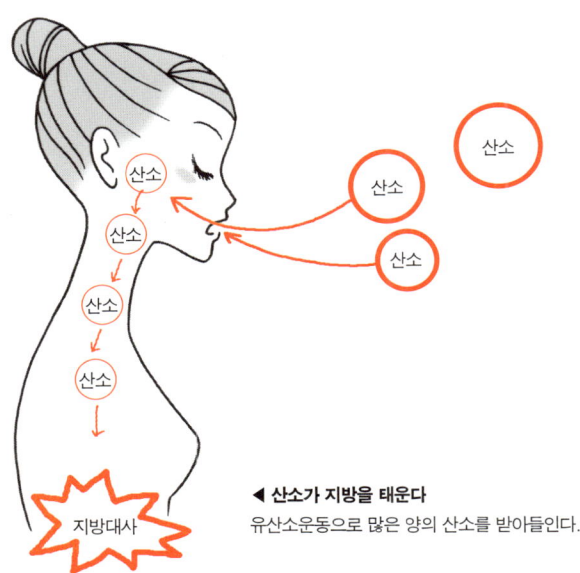

◀ **산소가 지방을 태운다**
유산소운동으로 많은 양의 산소를 받아들인다.

다이어트에는 이런 운동을 선택하라

운동을 선택하는 첫째 조건은 얼마나 오래 지속할 수 있는가 하는 점이다. 운동이 다이어트에 아무리 좋아도 작심삼일로 끝나버려서는 의미가 없기 때문이다.

● **평생 계속할 수 있는 운동**

극단적으로 말하면 평생 할 수 있는 운동이 좋다. 금방 그만두는 운동으로는 잠깐 효과가 있을 뿐이다. 이번 기회에 좋아하는 운동을 찾아서 꾸준히 계속하길 바란다.

● **20분 이상 계속할 수 있는 운동**

유산소운동이라도 오래 계속하지 않으면 효과가 거의 없다. 지방이 연소하기 시작하는 것은 운동 시작 후 20분이 지나서부터이다. 그러므로 적어도 20분 이상은 계속할 수 있는 운동을 선택해야 한다.

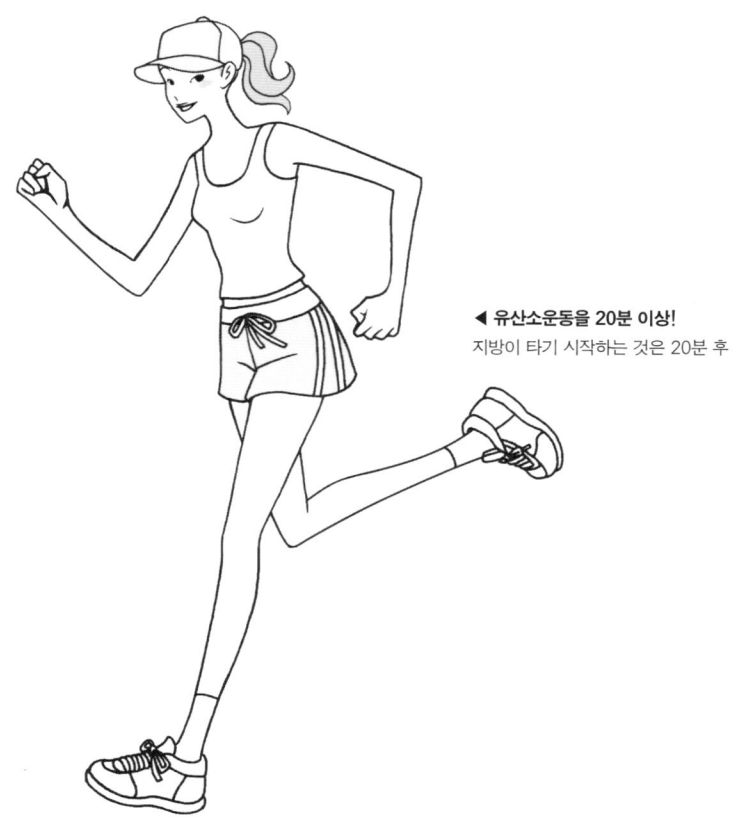

◀ **유산소운동을 20분 이상!**
지방이 타기 시작하는 것은 20분 후

● **즐겁게 할 수 있는 운동**

재미없는 운동은 계속할 수 없다. 테니스, 골프, 스쿼시 등 친구와 즐겁게 할 수 있는 운동도 좋고, 걷기나 자전거 타기처럼 공원 주변을 도는 코스나 강변 코스 등을 선택하는 것이 지루하지 않다.

● **가볍게 땀 흘릴 정도의 운동**

처음부터 너무 힘든 운동을 선택하면 힘들어서 금방 그만두게 된다. 오랫동안 계속하기 위해서는 가볍게 땀만 흘릴 정도의 운동부터 시작하는 것이 가장 좋다.

● **매일 할 수 있는 운동**

운동은 매일 해야 효과가 있다. 한 달에 한두 번 하는 운동으로는 다이어트 효과가 약해서 살이 빠지지 않는다. 매일 운동하는 것이 무엇보다 바람직하지만, 1주에 2~3일 정도는 할 수 있는 운동을 선택한다.

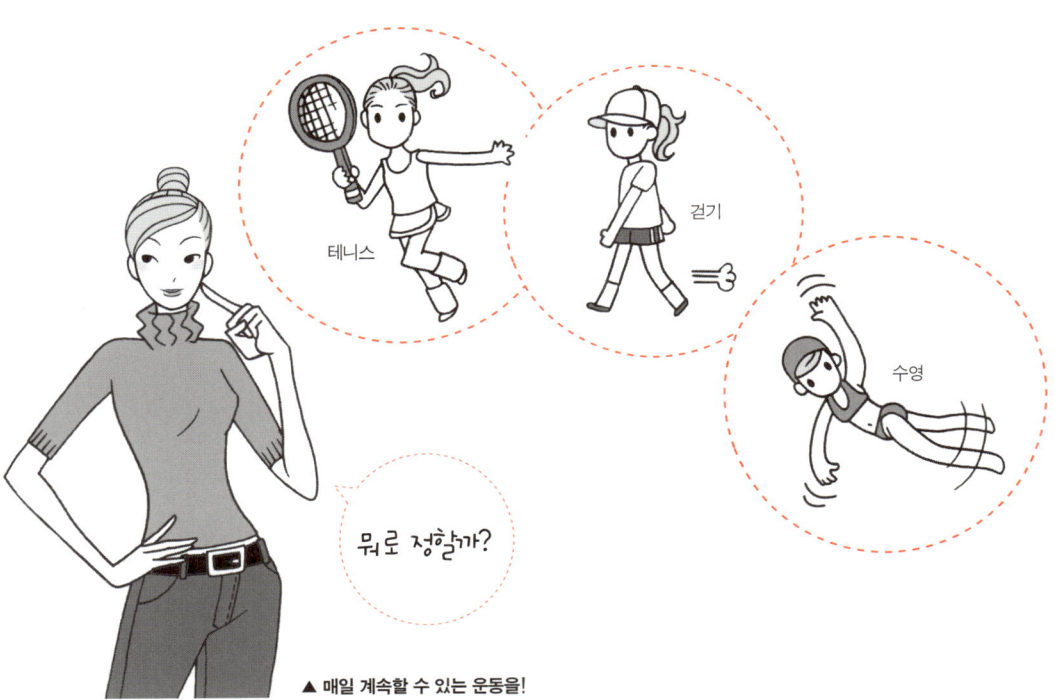

▲ 매일 계속할 수 있는 운동을!

'~하면서 운동'을 습관처럼 즐겨라

운동이라면 무조건 귀찮아하는 사람이라도 손쉽게 할 수 있는 것이 '~하면서 운동'이다. 지하철 안에서, 집안일을 하다가, TV를 보면서 더불어 하는 운동은 언제 어디서나 간편하게 할 수 있으므로 습관만 들이면 꾸준히 매일 할 수 있다.

지하철 안에서는 손잡이를 잡고 등 근육을 스트레칭할 수 있고, 청소기를 돌릴 때에는 허리를 낮추어 몸 전체를 사용하면 운동효과가 상당하다. 이렇게 운동에 습관을 들이면 운동부족도 해소돼 살찌지 않는 몸매를 오랫동안 유지할 수 있다.

TV 보는 시간에도 몸을 움직여라

TV를 보거나 책을 읽을 때는 절호의 스트레칭 타임이다. 아래 그림처럼 TV를 보면서 다리를 크게 벌리거나, 잡지나 책을 읽으면서 상체를 앞으로 숙이기만 해도 대사활동이 촉진된다.

평소 운동부족인 사람은 이런 시간을 잘 활용해서 근육을 단련하는 운동을 해보자. 지방을 연소하기 쉬워지고, 다이어트에 크게 도움이 된다.

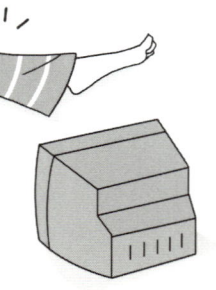

◀ TV를 보면서
다리를 크게 벌리고 몸 앞의 쿠션에 양 팔꿈치를 댄 채 볼을 누른다. 2~3분간 정지했다가 상체를 일으킨다.

사무실에서도 적절한 운동을 하라

오랜 시간 같은 자세로 앉아 있으면 근육이 딱딱하게 뭉쳐서 어깨 결림과 목 결림이 생긴다. 심하면 허리에서부터 등에 걸쳐 통증이 오기도 한다. 몸에 이런 통증과 피로가 생기는 것은 혈액 흐름이 나빠졌다는 증거이다. 혈액 흐름이 나빠지면 지방 연소율까지 낮아지는 것은 두말할 필요가 없다.

되도록 사무실에서도 적절한 운동으로 스트레칭을 해준다. 의자에 앉아 허리를 좌우로 틀어주거나 등을 쭉 펴주거나 하면 다이어트에 한결 도움이 된다.

집안일 하는 시간은 절호의 운동시간이다

청소, 세탁, 장보기, 요리 등 평소에 하는 집안일은 모두 몸을 움직이는 좋은 운동이다. 단순히 집안일을 하는 것만으로도 상당한 에너지가 소비되기 때문에 2~3일에 모았다 하지 말고, 매일 조금씩이라도 집안일을 하는 것이 좋다. 이때 '생활 속에서 더불어 하는 운동'을 곁들이면 운동효과가 더욱 높아진다.

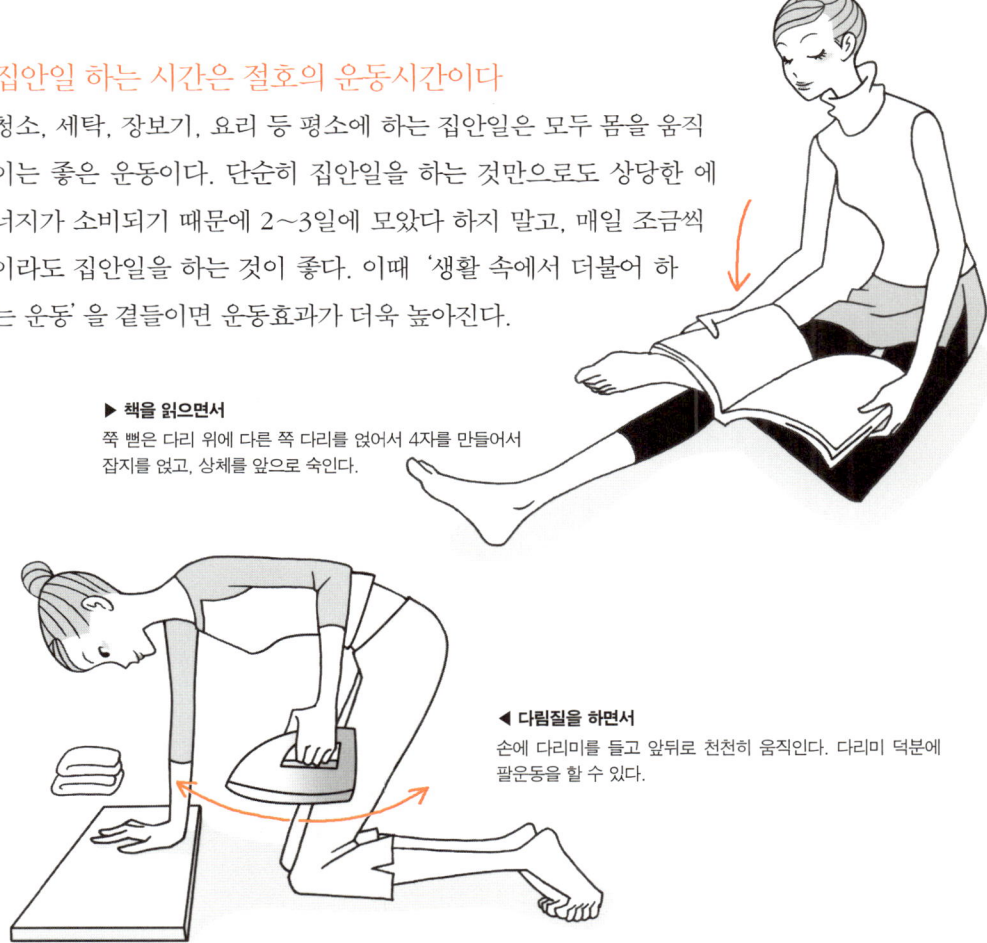

▶ **책을 읽으면서**
쭉 뻗은 다리 위에 다른 쪽 다리를 얹어서 4자를 만들어서 잡지를 얹고, 상체를 앞으로 숙인다.

◀ **다림질을 하면서**
손에 다리미를 들고 앞뒤로 천천히 움직인다. 다리미 덕분에 팔운동을 할 수 있다.

걷기는 이상적인 유산소운동이다

누구나 손쉽게 할 수 있고, 효과적으로 감량할 수 있는 운동이 걷기이다. 걷기는 발목을 단련하는 운동이라고 생각하기 쉽지만, 실은 전신운동이라고 할 정도로 몸의 모든 근육을 단련할 수 있다. 뿐만 아니라 산소를 많이 받아들이는 유산소운동이라 지방대사에 뛰어나고 몸에 붙은 지방을 효율적으로 연소시킬 수 있다.

이렇게 다이어트에 효과적인 운동이면서도 스스로 페이스를 조절할 수 있어서 더욱 매력적이다. 자기 체력에 맞추어 속도를 늦추거나 빠르게 할 수 있고, 거리를 늘리거나 줄일 수도 있어 몸에 무리를 주지 않고 온몸을 단련할 수 있다.

하루 만 보를 목표로!

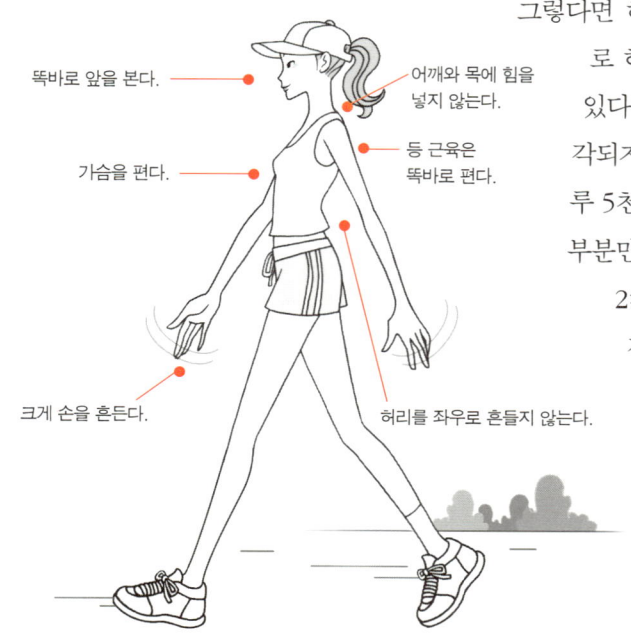

똑바로 앞을 본다.
어깨와 목에 힘을 넣지 않는다.
가슴을 편다.
등 근육은 똑바로 편다.
크게 손을 흔든다.
허리를 좌우로 흔들지 않는다.

그렇다면 하루에 얼마나 걸으면 좋을까. 일반적으로 하루 만 보는 걸어야 하는 것으로 알려져 있다. 만 보라면 엄청나게 많은 숫자라고 생각되지만, 샐러리맨이나 자녀를 둔 주부는 하루 5천 보 정도 걷는다고 한다. 그러므로 남은 부분만 걷기로 채우면 된다.

2킬로미터를 걸으면 대체로 자기 체중과 같은 수치의 칼로리(체중 50킬로그램인 사람은 50킬로칼로리)가 소비된다고 한다.

걷기를 할 때 갖춰야 할 것들

낮에 걸을 때에는 햇볕에 타지 않도록 모자를 쓴다.

어깨에는 수건을, 겨울에는 목도리 대신 사용할 수 있다.

옷은 땀을 흡수하기 쉬운 소재로 만든 것을 입는다.

물은 걷기에 빼놓을 수 없는 필수품.

신발은 지면의 충격을 흡수하는 밑바닥이 두꺼운 것이 좋다.

걷기를 할 때 알아두어야 할 것들

그럼 어떻게 걷는 게 좋은가. 꼭 알아두어야 할 내용을 살펴본다.

● 걷는 속도

걷기를 할 때에는 보폭을 넓게 해서 평소보다 빨리 걷는 것이 기본이다. 이것을 파워 워킹이라고 하는데, 빨리 걷는 편이 에너지 소비가 높아진다. 거리로는 30분에 2.5~3킬로미터가 표준이다.

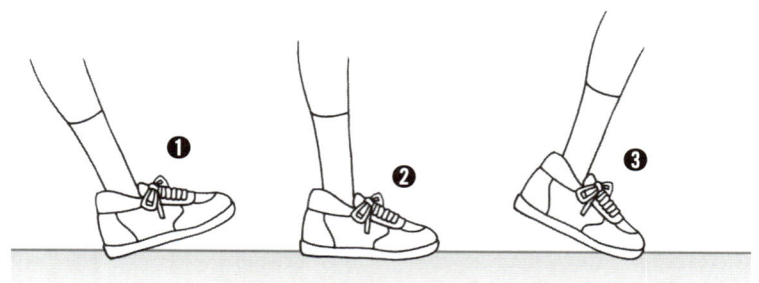

올바른 걷기 방법
❶ 걷기 방법의 기본은 '발꿈치부터 착지'하는 것이다.
❷ 그 다음에는 '발 뒷부분'에 체중을 싣는다.
❸ 마지막으로 엄지발가락을 중심축으로 삼아 '발끝'으로 확실히 지면을 딛는다.

● 걷는 시간

체력에 따라 다르나 1회에 30분 정도 걷는 것이 좋다.

하지만 운동을 전혀 하지 않았던 사람이 빠른 속도로 30분씩이나 걷는 것은 어려운 일이다. 처음에는 15분 정도 걷다가 서서히 시간을 늘려간다.

● 걷는 횟수

매일 걷는 것이 좋지만, 운동은 계속해야만 효과가 있다. 매일 걸을 여유가 없는 사람은 1주일에 2~3번으로도 괜찮으므로 꾸준히 지속할 수 있도록 노력한다.

● **호흡**

자연스러운 호흡도 괜찮다. 그러나 걷는 것에 익숙해지면 '마시고→마시고→내뱉고→내뱉고' 식의 리듬으로 호흡한다. 숨을 내뱉을 때에는 마음껏 뱉고, 들이마실 때에는 산소를 많이 마실 수 있기 때문에 의도적으로 해보는 것도 괜찮다.

● **수분보급**

걷기 중에는 적당한 수분을 보충해주어야 대사활동이 활발해져서 다이어트에 효과적이다. 20분~30분마다 소량(100~200밀리리터)씩 물을 마시면 좋다.

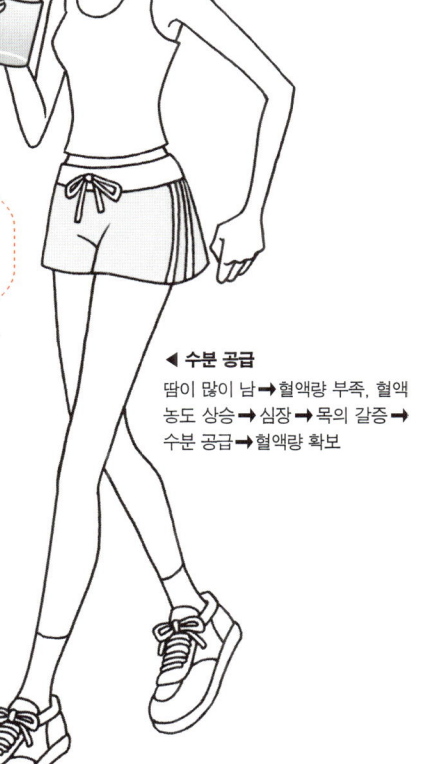

차가운 물을 여러 차례에 걸쳐 (15~30분 간격) 조금씩 마신다

◀ **수분 공급**
땀이 많이 남 ➡ 혈액량 부족, 혈액 농도 상승 ➡ 심장 ➡ 목의 갈증 ➡ 수분 공급 ➡ 혈액량 확보

나만의 속도와 코스를 정하라

걷기를 시작할 때에는 무리가 없는 속도와 코스를 골라야 한다. 특히 살이 많이 찐 사람이나 평소 운동을 전혀 하지 않는 사람이 걷기 운동을 시작하면, 발에 피로와 통증이 따르는 경우가 많다. 이런 사람은 처음에는 속도를 늦추고, 시간도 가급적 짧게 줄이는 편이 좋다.

다리에 부담을 주지 않으려면 포장도로보다는 흙길을 선택한다. 넓은 공원이나 운동장 등 흙 위를 걷도록 하자.

걷기 100배 즐기기

즐겁게 걷기를 하려면 코스 설정이 중요하다. 너무 가파른 언덕과 긴 계단은 걷는 것 자체를 귀찮아지게 만든다. 처음에는 되도록 평탄한 길을 선택한다.

공원이나 강변 등 자연을 느낄 수 있는 장소는 걷기에 가장 적합하다. 나무가 있으면 삼림욕 기분도 맛볼 수 있고, 계절별로 꽃의 색과 향을 느낄 수 있어서 걷는 것이 즐거워진다.

사람은 목표가 뚜렷할 때 더욱 정열적으로 그 일을 하게 된다. 만보계를 달고 걸음 수를 확인하거나, 목적지까지 목표시간을 정해두는 것도 좋다. 자신의 취향과 방식으로 걷기를 즐겨보자.

생활 속에서 걷는 습관을 들이자!

일과 집안일로 바빠서 걷기를 할 시간이 없는 사람은 하루에 30분, 매일매일 생활 속에서 걷는 습관을 들여보자.

에스컬레이터를 사용하지 말고 계단을 이용하거나, 조금 먼 슈퍼마켓으로 장을 보러 가거나, 한 정거장 정도는 지하철을 타지 않고 걸어가거나 하는 식으로 걷기를 생활화하면 많은 거리를 걸을 수 있다.

이렇게 매일, 조금씩 걸으면 근육이 조금씩 단련돼서 좀처럼 살찌지 않는 몸이 된다. 당장 오늘부터 시작하자.